编委会

高如宏
银屑病临证笔谈

GAORUHONG YINXIEBING LINZHENG BITAN

高如宏　廉凤霞　/　著

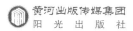
黄河出版传媒集团
阳　光　出　版　社

图书在版编目（CIP）数据

高如宏银屑病临证笔谈 / 高如宏，廉凤霞著. -- 银
川：阳光出版社，2020.10
ISBN 978-7-5525-5685-8

Ⅰ.①高… Ⅱ.①高… ②廉… Ⅲ.①银屑病 - 中医
治疗法 - 研究 Ⅳ.①R275.986.3

中国版本图书馆CIP数据核字（2020）第211391号

高如宏银屑病临证笔谈　　　　　高如宏　廉凤霞　著

责任编辑　李少敏
封面设计　晨　皓
责任印制　岳建宁

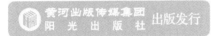

出 版 人　薛文斌
地　　址　宁夏银川市北京东路139号出版大厦（750001）
网　　址　http://www.ygchbs.com
网上书店　http://shop129132959.taobao.com
电子信箱　yangguangchubanshe@163.com
邮购电话　0951-5047283
经　　销　全国新华书店
印刷装订　宁夏凤鸣彩印广告有限公司
印刷委托书号　（宁）0018965

开　　本　720 mm×980 mm　1/16
印　　张　12.75
字　　数　180千字
版　　次　2020年12月第1版
印　　次　2020年12月第1次印刷
书　　号　ISBN 978-7-5525-5685-8
定　　价　38.00元

序

　　银屑病是皮肤科领域重点研究的顽疴痼疾。祖国医学诊治该病的历史悠久，自战国时期以来，代有发展。尤其是中华人民共和国成立以来，现代医学工作者为了攻克银屑病，通过中西医合参、病证互辨，结合中药药理、药化研究之最新成果，对该病的理法方药有了更深刻的认识。

　　高如宏名老中医药专家传承工作室的廉凤霞博士等远采古籍，近择新著，撰成《高如宏银屑病临证笔谈》一书。本书扼要阐述了银屑病的病理特点和现代研究进展，精心辑录了众多皮肤科名家诊治该病的经验，重点阐述了高如宏主任论治银屑病的学术思想。

　　高如宏主任诊治银屑病注重调和气血、内外并治。他认真实践"胃者，五脏之本也""有胃气则生，无胃气则死"的理论，提出"脾胃相关疴疾多"，临证重视顾护脾胃，扶正气、养胃气、保津液；深入研究"食气入胃，散精于肝，淫气于筋。食气入胃，浊气归心，淫精于脉。脉气流经，经气归于肺，肺朝百脉，输精于皮毛""肝者，罢极之本，魂之居也"的理论，提出"调脏和营肝为先"，充分利用其疏泄、藏血功能而拓展临床治疗方法；传承创新"肺生皮毛，皮毛生肾"的理论，提出"安外固里首治肺""皮毛生肾祛沉疴"。

　　本书为银屑病的中医药研究增添了新的一页。可供广大医学工作者，尤其是皮肤科工作者参考。故乐以为序。

国医大师　禤国维

2020年11月

前　言

中医治疗银屑病历史悠久，特色鲜明，疗效显著，历经千余年发展，基本形成成熟的诊疗理论，并不断丰富拓展。但银屑病仍是当今皮肤科领域重点研究的疾病之一。国医大师禤国维教授明确指出："银屑病发病多由内外合邪所致，大都顽固难愈。各种毒邪侵害人体，积聚皮肤腠理，而致气血凝滞、营卫失和、经络堵塞，毒邪久蕴，毒气深沉，积久难化而成银屑病。治疗必须在明确皮损与整体内在联系的基础上，从因论治，标本兼顾。"可谓立论精微，启人茅塞。诚然，古往今来，群贤辈出，有关银屑病的诊治，见仁见智，学验俱丰，为临床诊治银屑病积累了诸多弥足珍贵的经验。然其与时俱进的科研成果和学术经验，尚不能完全满足广大患者的康复需求、完整阐发该疾之演变治疗规律，仍需所有从事皮肤病研究和临床工作的人员不懈努力，刻苦攻关，早日攻克顽疾，造福广大患者。鉴于此，笔者广征博采，在阅读大量文献资料的基础上，结合自己对本病的理论学习见解和临证体会，汇集成《高如宏银屑病临证笔谈》，旨在与同道共勉。

全书共五章。第一、二章简要概述了西医学和中医学对银屑病的认识与诊治发展，上溯战国，下逮当代，将古今医家治疗银屑病的论述和经验择要阐发。同时，就现代医学施治的主要模式和特点进行了论述，使读者对银屑病有一个概括性认识。第三章重点介绍了全国名中医高如宏论治银屑病的学术特长、临证心得和构思新颖、疗效确凿的临证特色方药与典型医案，客观反映出他独到的学术观点、诊治特点和善用经方验方之经验。第四、五章荟萃了临床治疗银屑病常用的中医特色外治疗法和常用中药应用研究，在突出中医特色的前提下，积极融入中西医学和现代药理学研究最新成果，以扩展临证思路，提高临床疗效。

是书内容翔实，条理清晰，以理论病，由病统方，宗方见法，举证分析，切合实际，故通览全书，诚可为丰富银屑病学术内容、拓展银屑病诊治技术平添一页，亦可为有志于临床诊治和学习研究银屑病者提供有益参考。

此书承蒙国医大师禤国维教授作序、广东省中医院李红毅教授审阅润资，同时得到宁夏回族自治区中医医院暨中医研究院和黄河出版传媒集团阳光出版社鼎力相助，在此特致谢意。

由于水平所限，本书缺点及疏漏之处在所难免，祈请广大读者不吝赐教，匡我不逮。

廉凤霞　高如宏

2020年11月于银川

目　录

第一章　西医学对银屑病的认识 / 001

第一节　银屑病病因及病理机制 / 001

一、遗传因素 / 002

二、免疫因素 / 002

三、感染因素 / 003

四、代谢障碍因素 / 003

五、内分泌因素 / 004

六、神经精神因素 / 004

七、药物影响因素 / 004

八、环境因素 / 005

九、体质因素 / 005

第二节　银屑病临床表现 / 006

一、寻常型银屑病 / 006

二、红皮病型银屑病 / 008

三、脓疱型银屑病 / 008

四、关节病型银屑病 / 009

第三节　银屑病临床治疗 / 009

一、抗生素 / 010

二、维甲酸类 / 010

三、免疫抑制剂 / 010

四、糖皮质激素 / 011

五、生物制剂 / 012

第四节　银屑病物理疗法 / 012

一、窄谱中波紫外线（NB-UVB） / 012

二、宽谱中波紫外线（BB-UVB） / 013

三、光化学疗法（PUVA） / 013

四、308 nm 准分子激光 / 013

五、沐浴疗法 / 014

第二章　中医学对银屑病的认识 / 015

第一节　银屑病病名探析 / 015

第二节　银屑病古今医家认识 / 016

一、古代医家对本病的认识 / 016

二、近现代医家对本病的认识 / 017

第三节　各家辨治经验 / 018

一、从血辨证论治 / 018

二、从脏腑辨证论治 / 019

三、分期辨证论治 / 021

四、从卫气营血辨证论治 / 021

五、从六淫辨证论治 / 022

第四节 银屑病中医调护 / 023

一、饮食调护 / 023

二、情志调护 / 024

三、愈后防复 / 025

第三章 高如宏论治银屑病 / 026

第一节 学术特长 / 026

一、秉持整体观念和辨证论治 / 026

二、注重调脏和营，气血并治 / 027

三、谨守病机，分期辨证 / 032

第二节 临证心得 / 039

一、医理述要 / 039

二、寻常型银屑病诊治 / 049

三、红皮病型银屑病诊治 / 061

四、脓疱型银屑病诊治 / 064

五、关节病型银屑病诊治 / 066

六、掌跖脓疱病诊疗经验 / 068

第三节 经验方撷英 / 076

一、合皮荣毛方 / 076

二、行津荣肤方 / 092

三、本末互根方 / 106

四、调气畅血方 / 111

五、脉和神明方 / 129

第四章　中医特色外治疗法 / 135

第一节　外治疗法应用原则 / 135

一、外治疗法发展渊源 / 135

二、外治疗法应用原则 / 136

三、外治疗法作用原理 / 136

第二节　特色外治疗法 / 137

一、浴疗法 / 137

二、溻渍疗法 / 138

三、熏蒸疗法 / 139

四、摩擦疗法 / 140

五、涂搽疗法 / 141

六、贴药疗法 / 142

七、拔膏疗法 / 143

八、熏药疗法 / 144

九、针刺疗法 / 145

十、火针疗法 / 146

十一、耳针疗法 / 147

十二、艾灸疗法 / 147

十三、拔罐疗法 / 149

十四、敷脐疗法 / 151

十五、中药离子导入疗法 / 152

十六、梅花针叩刺法 / 153

十七、握药疗法 / 154

第五章 常用中药应用研究 / 155

第一节 抗表皮细胞增殖类中药 / 155

第二节 抗表皮角质形成细胞异常分化类中药 / 164

第三节 免疫抑制类中药 / 166

第四节 免疫调节类中药 / 173

第五节 抗感染类中药 / 181

第六节 抗肿瘤类中药 / 185

第一章　西医学对银屑病的认识

银屑病是一种遗传与环境等多种因素共同作用诱发、免疫介导的慢性、复发性、炎症性、系统性疾病。2010年，我国六省市银屑病调查共抽样19 974人，完成调查17 345人，调查结果显示，银屑病总患病率为0.47%，男性患病率为0.54%，女性患病率为0.44%，男女患病率差异无统计学意义。发病年龄以青壮年为多，其中21~30岁发病者占58.6%。临床分型以寻常型银屑病为主（97.06%），28.43%的银屑病患者有家族史，59.80%的患者认为该病严重影响其生活质量，对身体健康和精神压力影响较大。据此，估计我国银屑病患者在600万人以上，且以10万人／年的速度增长。银屑病顽固难愈，被列为当今世界皮肤病领域重点研究课题，"十一五"国家科技支撑计划已将银屑病列入重点专科（专病）建设项目。

第一节　银屑病病因及病理机制

银屑病发病原因至今尚未明确，发病机制非常复杂，但角质细胞过度增殖是银屑病的病理特点，多与遗传、免疫、感染、内分泌、神经精神、药物、环境、性激素、生活习惯及患者体质等密切相关。

一、遗传因素

临床研究表明，银屑病有家族遗传倾向。国内报道有家族史者占10%~28.43%，国外报道有家族史者占10%~80%，一般认为占30%。银屑病是一种多基因遗传病，其发病是由多个基因所组成的基因群共同作用的结果，每个基因作用比较轻微，彼此没有显性和隐性关系，而多个基因及多个基因群之间存在交互影响和作用，形成了复杂的网络调节系统，共同参与银屑病的致病过程。其遗传方式一般认为是常染色体显性遗传。

二、免疫因素

银屑病是免疫或炎症介导的疾病。大量研究表明，银屑病患者细胞免疫和体液免疫存在异常。在银屑病发病机制中，T淋巴细胞功能紊乱占主导地位。淋巴细胞及其分泌的细胞因子可以改变表皮基底干细胞的生长状态，导致角朊细胞过度增殖，最终使表皮可凋亡的角朊细胞异常分化，其中有多种细胞参与了病变过程，包括角朊细胞、T细胞、抗原呈递细胞、单核细胞、巨噬细胞、内皮细胞和神经细胞。同时，银屑病是在多基因遗传下，固有免疫系统和适应性免疫系统细胞及其相关细胞因子、趋化因子相互作用而产生的结果。白细胞介素-1（IL-1）具有活化T细胞、促进角质形成细胞增殖、刺激新血管生成及内皮细胞表达黏附分子、诱导其他细胞因子产生放大炎症级联反应的作用；白细胞介素-6（IL-6）是一个很好的分子标志和治疗靶点，也是一种多功能细胞因子，具有促进角质形成细胞及T细胞增殖、活化的作用；白细胞介素-8（IL-8）对中性粒细胞及T细胞有趋化作用，还有促进新血管生成及促进杀伤性T细胞（KC）增殖的作用。白细胞介素-17（IL-17）是慢性炎症和自体免疫性疾病中组织重塑的一个重要因子，主要刺激血管内皮细胞迁移并调节产生多种促血管生成因子，促进机体局部组织产生IL-8和生长调节因子，促使单核细胞及中性粒细胞数量短期内迅速增加，刺激炎症细胞产生 IL-6。血清干扰素-γ（IFN-γ）可刺激 KC 生成 IL-7 增多，反之 IFN-γ 刺激 T 细胞合成 IFN-γ 并促进 T 细胞增殖。

三、感染因素

感染因素有细菌、病毒、真菌等。感染多见于小儿银屑病、急性点滴状银屑病、关节病型银屑病及红皮病型银屑病。患者多伴有呼吸道感染或扁桃体炎症状。链球菌感染与银屑病发病及病程迁延关系密切，金黄色葡萄球菌感染可使银屑病皮损加重，马拉色菌可能是银屑病的致病因子，白念珠菌培养滤液可促进角质形成细胞增殖，病毒感染也可导致或诱发银屑病。诸多研究表明，活化 T 细胞在银屑病发病机制中具有重要作用，可能是银屑病患者感染链球菌后释放超抗原，活化 T 淋巴细胞，产生大量细胞因子，促进角质形成细胞 DNA 合成，并诱导角质形成。银屑病患者免疫力下降，出现防御性炎症反应，皮损处松软的鳞屑和长期外用糖皮质激素均使真菌易于定植。有学者应用病毒培养，采用聚合酶链式反应（PCR）方法对44例点滴状银屑病患者咽拭子标本进行腺病毒相关检测，结果显示，患者咽拭子腺病毒培养阳性率为13.6%，腺病毒 DNA PCR 检测阳性率为18.2%，提示临床有咽部感染或前驱感染的点滴状银屑病患者，除了应用抗生素治疗外，还可以应用抗病毒药物治疗。

四、代谢障碍因素

银屑病患者常常并发高脂血症，提示花生四烯酸及其衍生物对银屑病表皮细胞的异常增殖和分化具有影响，其作用机制尽管尚不清楚，但花生四烯酸代谢障碍在银屑病发病中有着重要作用。有学者观察到，银屑病皮损内缺乏环磷腺苷成分，环磷腺苷能够抑制表皮细胞分裂和增殖，并能抑制糖原蓄积。同时，患者血清中及皮损的鳞屑中叶酸含量均较正常人低，叶酸是合成 DNA 的必需物质，银屑病患者细胞分裂增快，其皮损内未累及的皮肤 DNA 合成亦较正常人增加。因此，叶酸的用量会显著增加。

五、内分泌因素

银屑病病程中，表皮内神经纤维产生 P 物质、血管活性肠肽（vasoactive intestinal peptide，VIP）和神经生长因子（nerve growth factor，NGF）增加，疾病加剧时，某些神经介质尤其是 β－内啡肽的分泌明显增多。外科方法或创伤去除神经或皮肤摩擦术后，银屑病皮损常常减退。妊娠可使银屑病患者皮损消失或减轻，也可使皮损加重。

六、神经精神因素

心情抑郁、精神压力和情绪紧张焦虑等精神因素既可诱发银屑病，也可加重已有的病情。精神刺激后几周至几个月内常可诱发银屑病或加重原发皮损。精神压力可降低接受补骨脂素光化学疗法（PUVA）治疗银屑病患者的清除率。可见，精神压力不但可以加重银屑病病情，还可影响银屑病的治疗效果。

七、药物影响因素

β 受体阻滞剂、钙通道阻滞剂、非甾体类抗炎药和一些影响前列腺素合成的含有解热镇痛作用的感冒类药物及某些抗生素可能诱发和加重银屑病。狂犬病疫苗和乙肝疫苗也可诱发银屑病。有学者报道，因注射人用浓缩狂犬病疫苗后出现银屑病皮损，口服乙双吗啉0.2g、维 A 酸0.1g，每日1次，1周后皮损基本消退，继续肌注狂犬病疫苗，次日在原皮损部位及注射处出现皮损，再次给予上述药物3周，皮损消退。

八、环境因素

银屑病发病与环境因素有关，环境因素包括内环境和外环境。外环境包括自然界气候、季节变化。银屑病患者春秋季节病情容易复发，多与细菌、病毒、真菌等微生物感染有关；气候不正常的变化也会对人体造成危害；工业化导致的环境污染、居住环境潮湿也会诱发银屑病。内环境包括生理变化、心理反应及生活习惯等因素。生理方面如女性月经变化、妊娠、分娩、绝经等会加重或减轻银屑病病情；心理反应如精神压力、对特殊生活事件的反应等既可以诱发银屑病，也可以加重已有的病情；生活习惯如喜食辛辣刺激及油腻食物、经常熬夜、吸烟酗酒等均可加重或诱发银屑病。

九、体质因素

体质与银屑病发病及发展具有相关性。有研究发现，583例寻常型银屑病患者中医体质类型频数由高到低依次为气虚质、气郁质、血瘀质、特禀质；228例有家族史的患者中医体质类型频数由高到低依次是气虚质、特禀质、阳虚质、气郁质；每年发病两次的寻常型银屑病患者中医体质类型频数从高到低依次为特禀质、气虚质、气郁质、痰湿质；每年发病三次以上的寻常型银屑病患者中医体质类型频数从高到低依次为气虚质、气郁质、特禀质、血瘀质。这提示气虚质、气郁质、血瘀质、特禀质是银屑病发生发展的内在本质特征。还有研究显示，寻常型银屑病患者最常见的偏颇体质类型为阳虚质、阴虚质、气虚质，而病情较严重的体质类型为阴虚质、气虚质、气郁质。

总之，银屑病对人体危害较大，主要表现为三个方面。一是加重患者心理负担。银屑病既是皮肤病，也是一种身心疾病。银屑病的皮损表现为红斑、斑块、丘疹、鳞屑，这些对银屑病患者形象造成极大影响，一些正值花季年龄的青少年银屑病患者往往羞于见人，影响社交，导致忧郁和焦虑，对病情康复极为不利。

二是病久容易合并其他代谢性疾病。现代医学研究表明，银屑病不仅是一种皮肤病，也是一种系统性疾病，病程迁延反复，患者常常合并高脂血症、冠心病、高血压等代谢性疾病。三是重症银屑病可能危及生命，其中以红皮病型和脓疱型较为严重。脓疱型或红皮病型银屑病患者大都因滥用激素或免疫抑制剂而出现高热、淋巴结肿大、关节肌肉疼痛，且周身大量脱屑，导致蛋白水平低下、免疫力下降，继而出现感染、电解质紊乱等，甚者危及生命。因此，必须充分认识银屑病的诱发因素，正确认识银屑病病程迁延、容易复发等特点，采用正规、安全、个体化的治疗原则，制订合理的治疗方案与措施，提高患者生活质量。

第二节 银屑病临床表现

银屑病依据皮疹特点（包括皮疹形态、边界、分布）和病史（包括发病情况、演变、消长规律、伴随症状与治疗反应）等，临床通常分为寻常型、红皮病型、脓疱型、关节病型四种，其中以寻常型银屑病为多。

一、寻常型银屑病

（一）皮损特点

银屑病皮损可见于全身皮肤，常对称分布。皮损初期为红色丘疹或斑丘疹，粟粒至绿豆大小，之后逐渐扩大融合成红色斑块，边界清楚，基底浸润明显，皮损表面覆有多层银白色鳞屑，易刮除，刮除表面鳞屑可见一层淡红色发亮薄膜，称为薄膜现象；再刮除薄膜，出现筛状小出血点，称为点状出血现象。因此，银白色鳞屑、薄膜现象和点状出血现象是寻常型银屑病的临床特征。

银屑病皮损表现形态多样，如点滴状银屑病表现为粟粒至绿豆大小丘疹，呈点滴状散布全身，多因上呼吸道感染、扁桃体炎引起；钱币状银屑病皮损呈圆形斑片状，钱币大小；地图状银屑病皮损相互融合成大片不规则形状，呈地图状；脂溢性皮炎样银屑病皮损多见于头部、眉和耳朵，头发呈束状，并具有脂溢性皮炎和银屑病的临床表现；蛎壳状银屑病皮损呈污褐色，鳞屑干燥厚叠，堆积坚硬，形如蛎壳；慢性肥厚性银屑病皮损反复发作，呈皮革状或苔藓样改变，多发生于胫前或骶尾、肘部；疣状银屑病皮损表面呈扁平赘疣状，多因反复剧烈搔抓引起。

寻常型银屑病分为三期。进行期：新皮损不断出现，旧皮损不断扩大，皮损颜色鲜红，浸润明显，鳞屑厚积，瘙痒剧烈，可见同形反应。静止期：病情处于静止状态，基本无新皮损出现，原皮损也无消退，炎症较轻，鳞屑较多。退行期：皮损浸润变薄，颜色变淡，鳞屑减少，皮损开始缩小或扁平，炎症基本消退，周围出现浅色晕，最后遗留色素减退斑或色素沉着斑，也可见皮损从中央消退，呈龟裂状改变或花瓣样改变。

（二）不同部位表现

1. 头部银屑病

头部鳞屑性红斑，边界清楚，鳞屑色白或为污黄色厚痂，皮损处毛发呈束状，瘙痒明显。皮损或仅见于头部，或同时见于全身各处。

2. 面部银屑病

面部红斑散在分布，红斑上白色鳞屑浅薄，皮损呈脂溢性皮炎样表现。

3. 指（趾）甲银屑病

大多数银屑病患者可见指（趾）甲损害，表现为指（趾）甲板无光泽，肥厚，游离端与甲床分离，甲板表面点状凹陷，有时甲板畸形或缺损，呈甲癣样改变，或甲萎缩、甲脱落。

4. 皱褶部银屑病

皮损多见于腋下、乳房、肘窝、腘窝、腹股沟及会阴等皮肤皱褶部位，表面浸润而呈湿疹样改变，边界清楚，上覆鳞屑或无鳞屑，炎症明显，可见同形反应。

5. 黏膜银屑病

常发生于龟头和包皮处，为边界清楚的光滑干燥性红斑，刮之有白色鳞屑，身体其他各处均可见银屑病改变。

二、红皮病型银屑病

又称银屑病性剥脱性皮炎。临床病情较重，多见于成人，极少见于儿童。常因银屑病急性进行期中的某些刺激因素，如外用刺激性较强或不适当的药物等引起；少数可由寻常型银屑病或脓疱型银屑病发展演变而成；亦有用皮质类固醇治疗银屑病，长期大量应用后，如突然停药或减量太快，使症状加剧而引起。临床表现为剥脱性皮炎，初起时，原有皮损部位出现潮红，并迅速扩大，最后全身皮肤呈弥漫性红斑、肿胀、大量麸皮样脱屑。发生于手足者，常表现为整片的角质剥落，指（趾）甲增厚、浑浊、变形，甚至引起甲剥离而脱落。寻常型银屑病的特征消失，愈后可见寻常型银屑病皮损样表现。患者常伴有发热、畏寒、头痛及全身不适等症状，全身浅表淋巴结肿大，并伴低蛋白血症等。

三、脓疱型银屑病

一般分为泛发性和局限性两种。

1. 泛发性脓疱型银屑病

常由治疗不当、外用药物刺激或激素撤减过快等因素引起。急性发病，皮损多在寻常型银屑病基本损害基础上出现粟粒大小黄色浅表无菌性小脓疱，密集分布，以四肢屈侧及皱褶部位多见，严重者可见全身出现密集脓疱，脓疱融合成片状脓湖，全身皮肤潮红、肿胀、疼痛，甚或出现红皮病型改变，可伴有发热、关节肿痛、全身不适等症状。

2. 局限性脓疱型银屑病

皮损仅见于掌跖部，伴或不伴其他部位银屑病皮损，在红斑基础上出现密集性粟粒大小脓疱，疱壁不易破裂，2周左右脓疱结痂、脱屑。脓疱常反复发生，皮损可渐向周围扩散至掌跖背侧，甚或发为连续性肢端皮炎，指（趾）末端出现红斑、脓疱，常有外伤等诱因，可从一个指（趾）逐渐累及多个指（趾），甲脱落、萎缩等。

四、关节病型银屑病

又名银屑病关节炎。临床除银屑病损害外，患者常可出现类风湿性关节炎症状，关节症状与皮肤症状同时加重或减轻。多数病例常继发于寻常型银屑病之后，或银屑病多次发病后，症状变化而发生关节炎改变；或与脓疱型银屑病或红皮病型银屑病并见。病变常侵犯指（趾）关节、四肢大关节或脊柱及骶髂关节，但以手、腕、足特别是指（趾）末端关节多见。受累关节红肿、疼痛、僵直甚至肌肉萎缩，甚或出现关节变形、关节腔狭窄或骨质破坏。部分病例 X 线检查可见类风湿性关节炎改变，C 反应蛋白（CRP）升高，血沉（ESR）加快，但类风湿因子检查为阴性。皮疹往往为急性进行状态，多半为广泛分布的蛎壳状银屑病。病程慢性，常常经年累月而不易治愈。

第三节 银屑病临床治疗

银屑病治疗用药常有抗生素、维甲酸类、糖皮质激素、甲氨蝶呤、环孢素、生物制剂等，针对的靶点主要是肿瘤坏死因子 α（TNF-α）、白细胞介素及其受体、两面神激酶（JAK）及磷酸二酯酶4（PDE4）。但银屑病是皮肤科难治性疾病，治疗上难点多，容易复发，如何提高临床疗效、减少药物不良反应及复发，或延长复发间歇时间，从而达到临床治愈，这是临床治疗的重点。

一、抗生素

临床常用抗生素有青霉素类、头孢类和红霉素等药物，适用于急性点滴状银屑病伴有扁桃体炎者。银屑病皮损中有中性粒细胞浸润，并且IL-8过度表达。抗生素主要通过影响中性粒细胞及抑制IL-8的分泌而发挥疗效。

二、维甲酸类

维甲酸类药物具有调节表皮增殖和T细胞反应、抑制趋化反应、活化单核白细胞等作用，可增加正常皮肤和银屑病皮损处朗格汉斯细胞数量，对自然杀伤细胞具有免疫刺激作用。系统使用维甲酸类药物常用于治疗红皮病型、脓疱型和难治性寻常型银屑病。

三、免疫抑制剂

1. 甲氨蝶呤

银屑病患者外周血白细胞在聚羟基脂肪酸和甲氨蝶呤混合作用后，IFN-γ的生成量明显减少。甲氨蝶呤治疗银屑病可能是抑制角质形成细胞DNA和RNA的合成，尤其对生长过快的表皮产生调节作用，抑制血管内皮细胞生长因子的生成和皮损中细胞活性，减少多种淋巴因子分泌。故常用于中重度斑块状、关节病型、脓疱型和红皮病型银屑病的治疗。

2. 硫唑嘌呤

硫唑嘌呤是细胞周期特异性抗代谢药物，能够抑制次黄嘌呤的代谢，使淋巴细胞增殖停滞，抑制核酸的生物合成，故能抑制 T 淋巴细胞而影响免疫。主要用于严重病例和其他疗法不佳的中重度银屑病的治疗。

3.雷公藤多苷

雷公藤多苷有抗炎及免疫调节作用，可纠正 T 细胞亚群功能失调、调节免疫应答，对 T 淋巴细胞亚群具有非选择性、非平衡性的抑制作用，使患者机体内存在的各免疫细胞亚群之间的病理性平衡发生改变，纠正免疫系统紊乱。临床常用于中重度斑块状、关节病型银屑病的治疗。

4.环孢素

环孢素可抑制 Th1免疫应答，诱导 Th17介导的炎症反应，降低中性粒细胞趋化性，具有免疫调节作用。主要用于治疗抵抗性尤其是斑块状银屑病或严重的、常规治疗无效的寻常型、关节病型、脓疱型银屑病。

5.吗替麦考酚酯

吗替麦考酚酯是一种新型抗代谢类免疫抑制剂，主要通过抑制 T 淋巴细胞的增殖而治疗银屑病。临床主要用于中重度斑块状、红皮病型、脓疱型、关节病型银屑病的治疗。

四、糖皮质激素

糖皮质激素主要有抗表皮增生、免疫抑制、收缩血管、降低毛细血管通透性、减少渗出和抗炎等作用。应用糖皮质激素可能导致红皮病型或泛发性脓疱型银屑病，故必须限于难以控制的红皮病型银屑病、其他药物治疗无效或禁忌的泛发性脓疱型银屑病、急性多发性关节病型银屑病造成关节严重损害的治疗。外用糖皮质激素也当注意部位、剂量等，正确选择应用。

五、生物制剂

随着银屑病病理机制的深入研究，生物制剂治疗银屑病取得了积极进展，其主要通过拮抗关键细胞因子和针对 T 细胞或抗原提呈细胞而发挥作用。主要用于对传统药物反应不佳、严重影响生活质量、伴有明显关节症状的中重度银屑病的治疗。已获得批准治疗银屑病的生物制剂包括肿瘤坏死因子 α 拮抗剂（依那西普、英夫利昔单抗、阿达木单抗）、IL-12和IL-23拮抗剂（乌司奴单抗）和 IL-17A 拮抗剂（司库奇尤单抗）。系统使用免疫抑制剂有禁忌时，可以考虑使用生物制剂。

银屑病起病急，病情复杂，病程缠绵，难治愈，易反复。因此，要高度重视疾病传变以及基础病、合并症等问题，紧紧抓住表皮角质细胞过度增生和炎症细胞浸润、机体多种免疫细胞参与发病过程引起免疫调节功能失衡而发病这一病理关键，进行规范、安全、个体化治疗。

第四节　银屑病物理疗法

银屑病物理疗法主要有光疗法和沐浴疗法。早在100多年前，人们即已发现日光照射能显著改善银屑病皮损。近年来，运用人工紫外线照射治疗银屑病的光疗法已经成为银屑病的常规疗法，至今仍是治疗中重度银屑病的主要手段。

一、窄谱中波紫外线（NB-UVB）

NB-UVB 为波长310~315 nm 的窄谱中波紫外线，目前已成为斑块状银屑病以及点滴状银屑病的主要物理疗法。该疗法可抑制银屑病异常增生细胞DNA 的合成、缩短表皮角质形成细胞的增殖周期、抑制朗格汉斯细胞的抗原呈递功能、影响角质形成细胞分泌可溶性介质。临床主要用于治疗中重度寻常型银屑病和关节病型银屑病。

二、宽谱中波紫外线（BB-UVB）

BB-UVB 为波长290~320 nm 的宽谱中波紫外线，具有耗竭朗格汉斯细胞、减少白细胞对微血管的黏附、耗竭表皮内的 T 细胞、诱导巨噬细胞产生抗炎介质 IL-10等作用。临床主要用于治疗中重度寻常型银屑病和局部顽固难治性斑块状银屑病。

三、光化学疗法（PUVA）

PUVA 是指使用具有光感作用的补骨脂素（8-MOP、5-MOP 或 TMP）等药物后，再联合长波紫外线（320~400 nm，UVA）照射治疗银屑病的一种疗法，主要通过抑制表皮细胞 DNA 合成而起作用。在长波紫外线的作用下，光敏剂与表皮细胞 DNA 中的胸腺嘧啶碱基结合，形成光合物，进而影响表皮细胞 DNA 的合成，使有丝分裂减少、表皮细胞更迭周期减慢，以达治疗目的。临床主要用于治疗中重度寻常型、红皮病型和脓疱型银屑病。

四、308 nm 准分子激光

308 nm 准分子激光属于脉冲气体激光，波长为308 nm，脉冲宽度为10~30 ms，频率为35 Hz，系窄谱紫外线范畴，同311 nm 窄谱紫外线。其光斑输出仅作用于皮损部位，激光穿透力强，因而治疗更具专一性。主要对皮损处浸润的 T 细胞有直接细胞毒作用，诱导 T 细胞凋亡，抑制细胞因子产生而发挥治疗作用。临床主要用于局限性斑块状银屑病（如头皮部位）和掌跖脓疱病的治疗。

五、沐浴疗法

温泉浴是指在含有矿物质的温泉水中浸浴，其作为银屑病的一种辅助疗法，主要用于静止期和退行期寻常型银屑病的治疗。

海水有杀菌作用，波浪起伏的海水对身体有按摩作用，因而海水浴也可作为银屑病的一种辅助疗法，用于静止期和退行期寻常型银屑病的治疗。

中药浴是指将经辨证遣方后的中药煎煮成液，按一定比例与温水混匀后倒入浴缸，洗浴患者局部或全身皮损，具有缓解瘙痒、消退皮损的作用，主要用于各类银屑病的辅助治疗。

第二章　中医学对银屑病的认识

第一节　银屑病病名探析

　　银屑病相当于中医的白疕。白疕最早见于明代王肯堂《证治准绳·疡医》，但此时的白疕尚不是独立的病名，而是指一种症状，即白色的皮屑。早在公元前14世纪，殷墟甲骨文中就有"疕"字的记载，如成书于西周的《周礼·天官冢宰》载："凡邦之有疾病者，疕疡者造焉，则使医分而治之。"东汉郑玄注："疕，头疡，亦谓秃也。身伤曰疡。"东汉许慎《说文解字》曰："疕，头疡也。从疒匕声。"我国现存最早的医学方书《五十二病方》亦有"身疕"的记载。据后世考证，当时的"疕"还未特指银屑病，在西汉及以前泛指发于身体各处的疮疡，至东汉则特指头部疮疡，到了唐代则指疮疡愈合后所结的痂皮。为何将银屑病称为"白疕"，这与银屑病好发于头部有关，而"疕"字本身也有头疮之意。白疕作为一个病名，始于清代祁坤《外科大成》。《外科大成·不分部位小疵·白疕》云："白疕，肤如疹疥，色白而痒，搔起白疕，俗呼蛇风。"清代吴谦《医宗金鉴·白疕》沿用白疕这一病名，并指出"白疕之形如疹疥，色白而痒多不快"。清代许克昌《外科证治全书·发无定处证·白疕》则描述更详细："白疕，一名疕风，皮肤燥痒，起如疹疥而色白，搔之屑起，渐至肢体枯燥坼裂，血出痛楚。"现代赵炳南认为，"疕"字"从其字形结构上看，是病字头下加上一个匕首的匕，如同匕首刺入皮肤一样，以形容其病情的顽固性"。1994年，国家中医药管理局《中医病证诊断疗效标准》明确提出白疕相当于银屑病。

第二节　银屑病古今医家认识

一、古代医家对本病的认识

由于历史久远，古代医家对银屑病的称谓繁多，诸如"白疕""蛇虱""松皮癣""风癣""干癣""白壳疮""顽癣""疕风"等。宋代以前医家认为银屑病的病因以风邪为主，夹以寒湿。如隋代巢元方《诸病源候论·疮诸病》载有："干癣，但有匡郭，皮枯索，痒，搔之白屑出是也。皆是风湿邪气，客于腠理，复值寒湿，与血气相搏所生。若其风毒气多，湿气少，故风沉入深，故无汁，为干癣也。"宋太医院《圣济总录·诸癣》曰："其病得之风湿客于腠理，搏于气血，气血痞涩，久则因风湿而变化生虫，故风多于湿，则为干癣，但有周郭，皮枯瘙痒，搔之白屑起者是也。"金、元时期则重视火（热）致病，同时影响了对银屑病的认识。明清时期，既重视外因是引起白疕的主要病因，又重视内因，认为本病多由内外因素相互作用而致，外因主要是风、湿、热邪，内因主要是血分蕴热。如明代赵宜真《外科集验方·疥癣论》认为"夫疥癣者，皆由脾经湿热及肺气风毒客于肌肤所故也"，明确提出银屑病发生是风毒之邪侵犯肺、脾，湿热外发于皮肤所致。明代陈实功《外科正宗·顽癣》指出："顽癣乃风、热、湿、虫四者为患。发之大小圆斜不一，干湿新久之殊。……抓之则全然不痛……此等总皆血燥风毒克于脾、肺二经。"明代李梴《医学入门》则首次提出"血热风燥"为银屑病发病的内因，"风毒客于皮肤"为发病的外因，二者相结合导致银屑病的发生。清代祁宏源《外科心法要诀·发无定处下·癣》

曰："松皮癣，状如苍松之皮，红白斑点相连，时时作痒。"清代祁坤《外科大成》
云"白疕……由风邪客于皮肤，血燥不能荣养所致"。清代吴谦《医宗金鉴·白
疕》云："白疕之形如疹疥，色白而痒多不快，固由风邪客皮肤，亦由血燥难
荣外。"

综上所述，银屑病由内外因素引起，内因为素体阳热偏盛，营血不和，致
血热、血燥、血虚。外因以风邪为主，并与寒、湿、热、燥、虫、毒等相兼致病。
外受六淫侵袭，内蕴火热湿浊，内外邪气搏结于腠理，肌肤失养，遂成白疕。

二、近现代医家对本病的认识

近代医家多从血立论。著名医家赵炳南、禤国维、邓丙戌、顾伯华、朱仁
康、张志礼、秦万章、金起凤、王莒生等普遍提出"银屑病从血论治"的观点。
赵炳南认为，银屑病多因情志内伤，气机壅滞，郁久化火，火热亢盛，毒热伏
于营血；或因饮食失节，过食腥味动风之物，致脾胃失和，气机不畅，郁久化
热，复受风热毒邪；或因病久迁延反复，阴血被耗，气血失和，化燥生风，或
经脉阻滞，气血凝结，肌肤失养。张志礼秉承了赵炳南的学术思想，将银屑病
从血热、血燥、血瘀、湿热、热毒、寒湿、脓毒、毒热八型立论。秦万章认为，
银屑病以血为本，血热为先，血虚、血燥、血寒在后；血毒是疾病的恶性发展
阶段；血瘀贯穿于疾病的全过程。朱仁康强调，血分有热是银屑病的主要发病
原因，素体血中蕴热，复感风热毒邪，或恣食腥味动风食物，或情志内伤，五
志化火，两阳相合，内不能疏泄，外不得透发，燔灼血液，充斥肌肤，怫郁肌
腠，发为白疕；病久耗伤阴血，致阴虚血燥，肌肤失养；而经脉闭塞、血瘀络阻，
贯穿于银屑病各阶段。金起凤认为，心火亢盛导致血热，郁于肌肤则发为银屑
病，并根据陈实功"水能生万物，火能克万物，故百病由火而生"的观点，将
银屑病分为血热证和血燥证。血热证多处于进行期，血燥证常处于静止期。禤

国维则从燥、毒、瘀立论，提出银屑病多由内外合邪所致，血燥为本，瘀毒为标，本虚标实，且血瘀贯穿于银屑病发病的全过程。王莒生认为，银屑病多因内有血热，外感风湿燥热之邪，内外合邪而发病，与肺、脾、肝、心、大肠等脏腑关系密切。

综上所述，近现代多数医家认为银屑病的发生与血密切相关，而血热、血瘀、血燥、血毒则是本病的基本病机。尽管有些学者尝试从不同角度辨证治疗银屑病，但始终不离血这一核心病机。

第三节　各家辨治经验

一、从血辨证论治

赵炳南、张志礼、俞锡纯以内有蕴热、郁于血分为银屑病的基本病机，辨证分为血热型、血燥型、血瘀型。血热型治以清热凉血活血，方予凉血活血汤，药用生槐花、白茅根、生地黄、紫草、赤芍等；血燥型治以养血滋阴，方予养血解毒汤，药用鸡血藤、当归、麦冬、生地黄、土茯苓、露蜂房等；血瘀型治以活血化瘀，方予活血散瘀汤，药用三棱、莪术、桃仁、红花、陈皮等。

朱仁康认为银屑病以血热风燥证、血虚风燥证为主。血热风燥证治以清热解毒、凉血祛风，方用克银一号方，药用土茯苓、北豆根、草河车、白鲜皮、生地黄、牡丹皮、赤芍、大青叶等；血虚风燥证治以养血活血、滋阴润燥，方予克银二号方，药用生地黄、牡丹皮、玄参、丹参、白芍、火麻仁、北豆根、苦参等。

金起凤认为银屑病以血热型居多，治以凉血化斑、清热解毒，方予消银解毒汤，药用水牛角、生地黄、赤芍、金银花、紫花地丁、板蓝根、蚤休、土茯苓、苦参、白鲜皮、全蝎、海桐皮等。

刘巧认为银屑病以热毒型与血毒型多见。热毒型治以清热解毒为主，兼养津液，方予清热毒胶囊，药用露蜂房、蚤休、野菊花、紫花地丁、蒲公英、黄连、金银花、黄芩等；血毒型治以凉血解毒，方予清血毒胶囊，药用羚羊角、全蝎、蜈蚣、紫草、生地黄、栀子、黄连、赤芍、牡丹皮、板蓝根等。

秦万章认为血热证是银屑病的主要证型，治以清热凉血，药用牡丹皮、栀子、金银花、生地黄、大青叶、赤芍、红藤、板蓝根等。

由此可见，银屑病论治方法虽然很多，但以血分证论治为主，其中血热、血瘀、血虚学说为大家所认可。

二、从脏腑辨证论治

尚有诸多医家认为，银屑病发病除从血分立论外，多与脏腑功能失调有关，尤与肺、肝、脾、肾关系最密切。

1. 从肺论治

王莒生认为，肺毒热邪是导致银屑病发生的重要因素，治以清肺热、通肠腑，用药宜轻灵透达、清解发散，予金银花、连翘、野菊花、浮萍、黄芩等，并予麻黄、细辛等辛温之品，以温通宣发肺卫之气，既防阳气郁遏，又有利于透邪外出。范叔弟等认为，银屑病病位在皮，病根在肺，当从肺论治。辨证分为风热犯肺证、热毒壅肺证、气郁伤肺证。邢锦秀、李淑华等认为，本病与肺气宣发失调有关，故治疗以宣畅肺气为主，佐以养血滋阴、活血通络、祛风止痒。张宝信等认为，治疗本病应祛除风湿热毒、调节脏腑功能，而肺与大肠是关键，当首用宣肺、疏导腠理、通调血脉之品，并佐以疏风清热利湿之品，有利于邪毒排出；泻大肠之毒热，可助肺气宣降，以解皮肤之厄。

2. 从肝论治

马绍尧认为，银屑病虽然与五脏有关，但从临床主要证候和特点看，与肝的关系最为密切。肝木性升散，不受遏郁，郁则经气逆，是银屑病重要的诱发因素，临床无论是急性期的皮疹色泽鲜红，还是稳定期的皮疹紫暗，或皮肤干燥，大多存在血分热盛、血燥失荣、血循失常之病变机制，与肝主藏血、调畅气机关系密切。故提出从肝论治银屑病，并将本病辨证分为九型，分而治之。肝火旺盛血热证，治以疏肝泻火、凉血清热解毒，方予丹栀逍遥散加减；肝郁气滞血瘀证，治以疏肝理气、活血化瘀，方予逍遥散加减；肝阴不足血燥证，治以补肝养血、祛风润燥，方予补肝汤加减；肝脾失和湿热证，治以疏肝健脾、清热利湿，方予小柴胡汤加减；肝火犯肺风热证，治以泻肝清热、祛风止痒，方予泻青丸加减；肝肾不足冲任失调证，治以补益肝肾、调理冲任，方予滋水清肝饮加减；肝心火旺热毒炽盛证，治以泻火凉血、清热解毒，方予清瘟败毒饮加减；肝虚风寒湿痹证，治以散风祛湿清热、益气活血通络，方予独活寄生汤加减；肝火湿热毒炽证，治以泻火凉血、清热化湿解毒，方予犀角地黄汤加减。

3. 从脾论治

刘红霞认为，脾、肾两脏与人体免疫功能密切相关，气血亏虚或气血失调而致银屑病发病，治疗当从脾、肾论治。姜凤居认为，银屑病反复发作，皮肤干燥，多属脾虚气滞血瘀、津亏血燥，治以健脾益气、润肤止痒，方予归脾汤加味。许树东认为，银屑病病位在肌肤，而内因为脾胃失调、气血失和，治以健脾润燥、祛风逐瘀，方用参苓白术散加味。

4. 从肾论治

荆夏敏认为，银屑病虽然表现在皮肤，但根本在肾，治疗必须从肾论治，升提元气。临证观察所见，银屑病多数患者存在阳虚和血瘀的特征，外表的"热象"是假象。因此，采用温阳强肾、活血化瘀的治疗大法，温阳强肾多用辛甘温阳之附子、人参、干姜、肉桂、桂枝等，远期疗效较好。

5. 从心论治

朱其杰认为，心的功能失调是银屑病发病的根本。心主血脉，五行属火，为阳中之阳，五脏六腑火热性病变皆由心所主。故将寻常型银屑病分为心火亢盛、毒热入营，心血不足、血虚风燥，心气不足、瘀热不化分型施治。

6. 从五脏论治

周德瑛多从五脏辨证治疗银屑病。早期外感风热，皮损呈点滴状红斑者，从肺论治；皮肤泛发鲜红色斑片、血热明显者，从心论治；病程日久，皮损呈暗红色斑块、浸润者，从肝论治；皮损久治不愈，呈淡红色斑片、鳞屑干燥者，从脾论治；皮损反复发作，暗红干燥，年龄在40岁以上者，从肾论治。

三、分期辨证论治

黄尧洲按照寻常型银屑病临床分期提出：进行期治以凉血清热解毒，药用大青叶、板蓝根、石膏、连翘、蒲公英、鱼腥草等；静止期和退行期治以清热养血润燥，兼以活血化瘀，药用三棱、莪术、红花、川芎、大黄、郁金、当归等。张翠月根据银屑病病机特点，将其分为风热血燥证、湿热证、血虚风燥证、瘀滞肌肤证。进行期分为血热型和湿热型，血热型治以清热解毒、凉血活血，方用犀角地黄汤加减；湿热型治以清热解毒、苦寒燥湿，方用黄连解毒汤加减。退行期多数患者病程较长，体质虚弱，气阴耗伤，气血亏虚，临床辨证多分为三个证型：血虚型治以养血润肤、活血解毒，方用当归饮子加减；气虚型治以益气托毒、养血活血，方用圣愈汤加减；气阴两虚型治以益气养阴、润燥止痒，方用生脉饮合六味地黄汤加减。

四、从卫气营血辨证论治

李继科认为，银屑病发病和传变与温病有相似之处，故从卫气营血辨证施治。卫分证、气分证多见于银屑病初起，此时应尽快控制病情向营分、血分发展，则病情预后较好；营分证、血分证在银屑病进行期、静止期、退行期均可见到，且本病病程绵长，反复发热、红斑、脓疱、脱屑必定造成阴血耗伤，因此，无论是进行期、静止期还是退行期，固护阴液必不可少。卫分证、气分证多见于寻常型、红皮病型、脓疱型、关节病型银屑病进行期，营分证、血分证则见于各型、各期。卫分证辨证多属风热或风寒袭表证，治疗取"在卫汗之可也"，治以疏风清热或疏风散寒，方用消风散或桂枝汤加减；气分证治以清解气分热邪，方用白虎汤合消风散加减。若有伤阴之象，则用竹叶石膏汤加减治疗；脓疱多、湿热甚者，以黄连解毒汤加减治疗。营分证治以清营凉血、解毒化斑，方用凉血化斑汤加减。脓疱较多，则为湿热壅盛，用凉血化斑汤合黄连解毒汤加减治疗。营分证极易发展为血分证，但犹有透热转气之机，若能稍加轻清味薄之品以清解气分热邪，如金银花、连翘辈，或可透邪转出气分。血分证是银屑病最为常见的证型，治以清热凉血解毒，同时注重养阴，方用犀角地黄汤或凉血消风散加减。同时，慎用活血药物，此时余邪未尽，活血过早，可耗血动血，促使邪毒走散，且活血之品容易伤阴，更不可妄用。

五、从六淫辨证论治

1. 从风邪论治

王玉玺认为，风邪为银屑病致病的关键因素，营卫郁滞、风盛血燥为银屑病的基本病机。银屑病发病初期多为外风为患，随着疾病发展，则出现血热、血燥、血虚、血瘀等所生之内风，后期久病入络，尚有经络之风。因此，祛风应注意外风宜散、内风宜息、经络之风宜搜剔，方用祛风解毒汤。

2. 从风寒、湿邪论治

蒋蔚认为，风寒、湿邪是银屑病主要致病因素，风寒、湿邪痹阻经脉、气血不畅、肌肤失养而发红斑、鳞屑，治以疏风化湿。风寒偏重，治以祛风散寒、除湿，方用麻黄加术汤，加土茯苓、秦艽、生槐花、生薏苡仁等；湿郁化热，邪留卫表，方用麻黄连翘赤小豆汤，加生石膏、土茯苓、防风、白术等清热祛湿；湿热蕴结，方用黄连解毒汤，加生薏苡仁、土茯苓、金银花、蚤休等清解热毒、苦寒燥湿；湿阻经络，方用独活寄生汤，加党参、黄芪、土茯苓、全蝎等扶正祛邪、化湿通痹。

3. 从燥、毒、瘀论治

禤国维认为，银屑病多由内外合邪所致，血燥为本，瘀毒为标，治当从血论治、诸法合用，养血润燥、解毒化瘀。禤国维强调，燥、寒为秋冬时令之邪，素体血燥之人，外受时令之邪，内外合邪，血燥化风，邪助风势，使病情加重，而血瘀贯穿于银屑病发病的全过程。银屑病进行期，大部分患者表现为血燥化热，加之外感邪气，毒热壅滞肌肤而发病；毒热炽盛，迫血妄行，血溢脉外而成瘀。静止期，由于毒热之邪积聚肌肤腠理，肌肤不得充养，瘀毒不得外泄，致气血不畅、营卫失和、经络阻塞，故顽固难愈。退行期，皮损颜色变浅，消退后留有色素沉着，多为气滞血瘀之象，故辨治银屑病以养血润燥、凉血解毒、化瘀通络为法。

第四节　银屑病中医调护

一、饮食调护

明代陈实功《外科正宗》是中国医学发展史上一部重要的外科学著作，在疾病调护方面，提出天人相应及饮食辅助的观点。他指出："凡人无病时，不善调理而致生百病，况既病之后，若不加调摄，而病岂能得愈乎。""凡病虽在于用药调理，而又要关于杂禁之法。"瓜果、生冷能损胃伤脾；羊肉、虾蟹、海腥之属，能动风生燥；油腻、煎炒、厚味等，最能助火生痰。因此，一定要加强银屑病患者饮食调护与管理，使其摄取足量优质蛋白质、矿物质、丰富的维生素、纤维素，忌烟、酒及腥味动风食物。合并心脑血管和代谢性相关疾病者，要限制高脂、高糖、高嘌呤类食物的摄入。同时，加强皮肤保湿与营养，以帮助皮肤修复屏障功能；注意多饮水，保持大便通畅；纠正不健康的生活方式，不过度劳累、熬夜、久坐等，保持心情愉快，舒缓压力，适当运动。

二、情志调护

银屑病是一种身心疾病，其发生、发展与精神心理因素密切相关。紧张及应激事件可促发或加重银屑病，包括工作紧张、过度疲劳、精神抑郁、环境变化等。陈实功指出："七情六欲者，盗人元气之贼也。""患者又当安定心神，相忘诸念，毋使怆慌，乃保神气不得变乱也。"银屑病不仅损害患者肌肤，而且严重影响患者生活质量。多数患者都存在不同程度的心理压力。由于病情反复、缠绵难愈，患者往往产生自卑、抑郁、焦虑等不良情绪，而不良情绪又对病情产生不利影响。因此，精神心理因素已成为银屑病复发和加重的重要原因。对于情绪抑郁、长期处于紧张状态的患者，要引导其保持乐观、平和的心境，消除紧张因素，树立积极向上、战胜疾病的信心，并给予相关心理疏导和调畅情志治疗。

情志调护的具体方法是：首先，帮助患者正确了解银屑病相关知识。医护人员要与患者进行交流沟通，宣传银屑病科普知识，使其了解银屑病的发生和发展变化规律以及相应治疗措施。其次，帮助患者培养健康的生活方式。克服自卑感，增强战胜疾病的信心，提倡在疾病状态下，尽量保持正常的工作和生活。再次，保持与亲友的良好关系。教育引导家庭和社会对银屑病患者给予尊重、关怀、支持和鼓励，消除各种歧视和排斥行为。最后，帮助患者多参加轻松愉快的活动，如听音乐、看喜剧、参与琴棋书画活动、打太极拳等，以修身养性，陶冶情操。

三、愈后防复

1. 坚持治疗，防止反复

银屑病临床治愈后，患者免疫、微循环、新陈代谢功能仍未完全恢复正常，一般需要2~3个月才能修复。因此，银屑病临床治愈后，即外表皮损完全消退，应继续坚持正规治疗2~3个疗程，以巩固疗效，避免皮损消退后，突然停止治疗，疾病出现反弹。

2. 保持良好心情，生活起居规律

在日常生活中，工作压力大，或情绪不稳定，忧思郁怒，或病愈后暴饮暴食，或大量摄入腥味动风食物，酗酒吸烟，或起居无常，过度劳累，致免疫功能低下，容易导致银屑病复发。

3. 适量运动，预防感冒和感染

研究显示，1/3初发银屑病是由急性感染引起的，上呼吸道感染、下呼吸道感染、消化系统感染、皮肤感染、口腔感染等，不仅是银屑病的触发因素，也是银屑病复发和加重的重要因素。因此，银屑病患者应加强体质锻炼，劳逸结合，预防感冒及皮肤感染。

4. 环境适宜，避免湿冷

居住环境潮湿或噪杂、天气寒冷等可使银屑病复发或加重。因此，患者应尽量避免过度冷热刺激。居室温度适宜，保持通风干燥。

第三章　高如宏论治银屑病

第一节　学术特长

高如宏诊治银屑病，秉承中医外科流派正宗派的学术经验，认真实践"胃者，五脏之本也""有胃气则生，无胃气则死"的理论，提出"脾胃相关病疾多"，临证重视顾护脾胃，扶正气、养胃气、保津液；秉承全生派"阳和通腠，温补气血"的学术观点，深入研究"食气入胃，散精于肝，淫气于筋。食气入胃，浊气归心，淫精于脉。脉气流经，经气归于肺，肺朝百脉，输精于皮毛""肝者，罢极之本，魂之居也"的理论，提出"调脏和营肝为先"，充分利用其疏泄、藏血功能而拓展临床治疗方法；秉承心得派"外科之证，总由营气不从之所致也"的学术思想，传承创新"肺生皮毛，皮毛生肾"的理论，提出"安外固里首治肺""皮毛生肾祛沉疴"，广泛探索藏象学说在银屑病分型分期治疗中的指导作用；秉承当代皮肤科三大流派学说，坚持整体辨证和皮损辨证、辨病与辨证相结合，注重调和气血、内外并治。

一、秉持整体观念和辨证论治

高如宏治疗银屑病常从整体观念出发，综合四诊所得，辨病、辨证、辨体质施治。他指出，银屑病虽发于外，但本源于内，"看病不仅是看所患的病，更要看所患病的人"。故他认为诊治银屑病不仅要细查皮损色泽、形态，更要通过望闻问切，四诊合参，以八纲辨证、脏腑辨证、卫气营血辨证、经络辨证、病位辨证和皮损辨证等方法，确定疾病的本质。

二、注重调脏和营，气血并治

（一）安外固里首治肺

皮肤为人体一身之藩篱，肺主皮毛，皮肤与肺密切相关。《素问·五脏生成》曰："肺之合皮也，其荣毛也。"《素问·经脉别论》说："食气入胃，浊气归心，淫精于脉。脉气流经，经气归于肺，肺朝百脉，输精于皮毛。"《素问·痿论》载："肺主身之皮毛。"肺主气，司呼吸，水谷精微通过肺的宣发肃降而输布于全身皮肤。同时，皮毛感受外邪，通过经络传于肺。如《素问·咳论》曰："皮毛先受邪气，邪气以从其合也。"沈金鳌说："风邪袭人，不论何处感受，必内归于肺。"由此可见，外邪侵犯肌肤，首先由皮毛侵入，继则犯肺。银屑病的发生、发展及反复发作均与肺密切相关。银屑病多在春季发生，冬季加重。春季风气当令，风为百病之长，容易挟寒、夹湿、化热侵袭人体，外邪通过肌肤入侵，邪气留着肌腠不去，以从其合，进而影响肺宣发肃降，气机失宣，肌肤失养，故见肌肤丘疹、斑块、大量鳞屑；如风热上犯，从口鼻而入，内传于肺，肺失宣发，不耐寒热，邪热互结，伤营入血，故皮肤潮红、浸润明显；风邪挟寒、夹湿侵入肌肤，湿性黏腻重浊，寒主收引，邪气郁久化为湿毒，湿留关节不去，经脉不利，瘀阻血脉，致关节疼痛、肿大变形；若素体虚弱，易感外邪，风热夹湿入侵，正气不能抵御外邪，邪气内陷，湿热邪气郁久酿生湿毒之邪，蕴结皮肤，可见皮肤脓疱、瘙痒难忍。银屑病缠绵难愈，易于反复，多因邪气侵犯皮肤，入里舍肺，致使肺气失宣，肌腠气血失和，气血津液敷布失常，血燥、血瘀不能荣养肌肤。清代叶天士提出"温邪上受，首先犯肺"。银屑病早期呈点滴状斑片，散布全身，大部分患者在发病前有外感风热或外感风寒化热之病史，不但全身起红色皮疹，且有咽干、咽喉肿痛、舌红、苔黄之风热犯肺证候。故治疗当祛除外邪，密阴固阳，辛凉解表，清肺祛斑，方予银翘散加减。

（二）调脏和营肝为先

精神因素在银屑病发生发展中发挥着重要作用。工作紧张、应激事件、过度疲劳、精神抑郁、环境变化等容易导致气血失调而促发或加重银屑病。如《丹溪心法·六郁》云："气血冲和，万病不生，一有怫郁，诸病生焉。故人身诸病，多生于郁。"《血证论》曰："以肝属木，木气冲和条达，不致遏郁，则血脉得畅。"《医宗金鉴·删补名医方论（四）》指出："盖肝性急善怒，其气上行则顺，下行则郁，郁则火动而诸病生矣。"肝以血为体、以气为用，主疏泄与藏血，调畅气机，并调节和输布血液与津液运行，即"主为将，使之候外"。如《临证指南医案·肝风》载："肝为风木之脏，因有相火内寄，体阴用阳，其性刚，主动主升，全赖肾水以涵之，血液以濡之，肺金清肃下降之令以平之，中宫敦阜之土气以培之，则刚劲之质，得为柔和之体，遂其条达畅茂之性，何病之有？"临床无论是进行期的皮疹色泽鲜红，还是静止期的皮疹紫暗或皮肤干燥，大多存在血分热盛、血燥失荣、血行失畅之病理机制。同时，血液生化运行又离不开气的化生、调摄、推动作用，如《素问·调经论》云："人之所有者，血与气耳。"气是一切生命活动的物质基础，人体各种功能活动都离不开气的推动、温煦、防御、固摄、气化作用和升降出入运动，而肝主条达，调畅气机，主要调节气血正常运行。若肝郁气滞，则气血失和，阴阳不调，或气郁化火，或气滞血瘀，久则气血亏虚，生风化燥，肌肤失于濡养。因此，银屑病初发或加重，亦可由肝郁化火、内热燔灼、热毒内炽、外泛肌肤而成；银屑病日久，鳞屑层叠，皮损肥厚，色泽紫暗，乃气郁血瘀、津液耗伤、气血循行失畅所致。因此，肝在调畅全身气机、推动血和津液运行、协调五脏功能方面发挥着十分重要的作用。《读医随笔》云："凡脏腑十二经之气化，皆必藉肝胆之气化以鼓舞之，始能调畅而不病。"大凡临证中银屑病证系肝郁气结者，治以疏肝理气、调畅气机，则肝气得疏，气郁自解，病证自愈。《素问·阴阳应象大论》说："人有五脏化五气，以生喜怒悲忧恐。"气、血、津液、精是情志活动的物质基础，脏腑气血变化亦会影响情志的变化。如气机不畅，易致气机郁结；气升太过，血随气逆，则斑疹出血；血虚肝失所养，则惊骇烦躁、瘙痒无度；津液不足，肝血亏虚，则恍惚不安、鳞屑层叠；精亏水不涵木，则筋惕肉瞤、红斑鳞屑。银屑病容易反复，患者易产生沉重的思想压力，病久容易导致"因病致郁""因郁致病"等恶性循环，使病情反复难愈。过度兴奋或抑郁时，可致人体阴阳失常，气血不和，经络阻滞，脏腑功能紊乱而发病。银屑病病程日久，患者身心俱疲，情绪低落，不思饮食，抑郁、恐怖、焦虑、心神不宁可致气机郁结阻滞，痰浊壅滞经脉，痰瘀互结，气血运行受阻而成顽疾。故脏腑功能失调，气血失常、营血离经，先从肝治，即可应升发之气，调动生机，冲和气血，防御外侮，祛除顽疴。

（三）脾胃相关疴疾多

大凡银屑病，无论是外感还是内伤，都与脾胃相关。故在临床诊治中要高度重视脾胃生化气血、运化气血、荣养皮肤的功能。脾胃为后天之本、气血生化之源，脾胃化生气、血、津液等精微物质以濡养皮肤，使皮肤气充血荣而发挥屏障、感觉、吸收、分泌、排泄、调节体温、新陈代谢、角质合成、色素代谢等作用。人体脾胃功能正常，气血充足，则皮肤润泽。如《脾胃论·大肠小肠五脏皆属于胃胃虚则俱病论》指出："脾为死阴，受胃之阳气，能上升水谷之气于肺，上充皮毛，散入四脏。"若思虑过度、情志不畅，或劳倦内伤、饮食失节等损伤脾胃，则气血生化乏源，皮毛失于濡养，皮肤出现斑疹、干燥、脱屑、粗糙、暗淡失泽、毛发干枯等症状。《外科证治全书》载："肌肉不能自病，脾胃病之。"《诸病源候论·疮诸病》曰：脾主肌肉，"内热则脾气温，脾气温则肌肉生热也。湿热相搏，故头面身体皆生疮"。若脾失健运，水湿内停，外泛肌肤，皮肤可见水疱、糜烂、渗液；湿邪蕴结、化热成毒，上熏于肺，外发皮毛，可致脓疱型银屑病。故《景岳全书》指出："凡欲察病者，必须先察胃气；凡欲治病者，必须常顾胃气；胃气无损，诸可无虑。"《医权初编》曰："凡饮食先入于胃，俟脾胃运化……若脾胃有病，或虚或实，一切饮食药饵，皆不运化，安望精微输肺而布各脏耶？是知治病当以脾胃为先。若脾胃他脏兼而有病，舍脾胃而治他脏，无益也。"胃是水谷精气之所聚、营养之泉源，脾为胃行其津液，气至则精随。脾受胃的阳气鼓动，发挥转输散布的功能，上输精气于肺，外充肤泽毛，内行营养五脏。脾气健运，气血充足，营养丰富，肌肤得养。若胃病则影响脾的功能，营养供给乏源，气血化源不足，不仅导致机体抵抗力下降，而且会波及肌肤，发生银屑病。因此，临床诊治银屑病一定要注意脾胃气机升降出入，用药多注意保护脾胃，宜用醒脾悦脾、辛润清和之品；慎用温燥、苦寒、攻伐之药。对以干燥、鲜红、脱屑为主要临床表现的银屑病，以辛润之，即可开腠理、致津液、通气血。饮食也以辛甘酸苦、温和为宜。

（四）皮毛生肾祛沉疴

高如宏深受《素问·阴阳应象大论》"西方生燥，燥生金，金生辛，辛生肺，肺生皮毛，皮毛生肾"之影响，提出通过皮毛生肾可治愈皮肤沉疴重疾。皮毛生肾的实质就是肺金与肾水相生的关系。肺、肾在经络上有直接的联系，足少阴肾经直行者，从肾上行，穿过肝和膈肌，进入肺。肺与肾共同维持水液代谢功能。《素问·经脉别论》曰："饮入于胃，游溢精气，上输于脾；脾气散精，上归于肺；通调水道，下输膀胱。水精四布，五经并行，合于四时五脏阴阳，《揆度》以为常也。"肺通调水道，输于膀胱，膀胱经过肾的蒸腾气化作用，将有用的水液布散于全身肌肤，将无用的水分通过尿液排出体外。《灵枢·本脏》

说："肾合三焦膀胱，三焦膀胱者，腠理毫毛其应。"正是由于"肾上连肺，故将两脏"，肾之气化才保持了体内水液代谢、濡养脏腑的正常功能；如果肾气化功能失常，就会引起水液代谢功能紊乱。肾与皮毛在生理上相互联系，在病理上相互影响。生理上，一方面，肾阴、肾阳通过脏腑经络供给皮肤营养和能量，使皮毛温暖、柔润而富有光泽，发挥其生理功能；另一方面，皮毛正常的卫外功能，既能维护肾阴、肾阳不致外泄，又可干预外邪侵入，使肾阴、肾阳发挥其正常生理功能。病理上，若肾阴、肾阳虚衰，则皮肤生理功能失常，皮损斑块暗红、萎缩、硬化、干燥瘙痒且色着等，而且由于其司开阖的功能失调，患者易感外邪而致皮损加重或复发银屑病。现代医学认为，肾与人体内分泌及免疫功能有关，免疫功能低下，常可引起难治性皮肤病，而一些久治不愈的皮肤病也常导致肾的病变。临床研究表明，肾虚是许多皮肤病反复发作、缠绵难愈的重要原因。肾乃人身阴阳之根本，肾中阴平阳秘，能够调节五脏六腑、腠理皮毛的阴阳，说明肾与皮毛有着密不可分的关系。银屑病经年难治，久病及肾，肾精亏虚，内燥更甚，若加入五味子、黄精、天门冬、山药、玄参等药，则取效更捷，有"金能生水，水能润金之妙"。

（五）清气安神治于心

《素问·至真要大论》曰："诸痛痒疮，皆属于心。""痒"在《说文解字》中解释为："痒，疡也。"疮痒，即疮疡，包括痈疽、疔、疖、丹毒等。痛和痒是疮疡的主要症状。张介宾《类经》云："热甚则疮痛，热微则疮痒。心属火，其化热，故疮疡皆属于心也。"《医宗金鉴·痈疽总论歌》说："痈疽原是火毒生，经络阻隔气血凝。"心属火，主血脉，心经火毒炽盛，可令"营气不从，逆于肉理，乃生痈肿"。瘙痒是银屑病伴随始终的主要症状，心之火热亢盛，乃银屑病重要病机之一。《外科证治全书》曰："皮肤燥痒，起如疹疥而色白，搔之屑起，渐至肢体枯燥坼裂，血出痛楚，十指间皮厚而莫能搔痒。因岁金太过，至秋深燥金用事，乃得此证。"可见，古代医家已对银屑病有深入认识，并将其纳入疮疡范畴。心藏神，痛、痒是心主神志的主要症状。心属火，疮是火热过盛的表现；痒、痛病机相通，都应从心论治。《素问·五脏生成》说："诸血者皆属于心。"心主血脉，血液是濡养心神的物质基础。心主神明，神明宜静，银屑病瘙痒剧烈，致情志失调，烦躁、抑郁，甚者彻夜不眠，暗耗阴精，又加重瘙痒。《温热经纬·叶香岩外感温热篇》指出："营分受热，则血液受劫，心神不安，夜甚无寐，成斑点隐隐。"故银屑病进行期患者皮肤泛发鲜红色斑片，覆以白屑，瘙痒剧烈，且伴有口干喜饮、心中烦热、溲赤便干，舌红赤、苔黄、脉滑数等心火亢盛的证候。心属火，络脉盛则色变。营血运行于脉络之中，体内蕴热，充斥脉络、皮肤，故见皮肤泛发鲜红色斑片。血热生风，风盛则燥，故起白屑。《景岳全书·血证》"血本阴精，不宜动也，而动则为病……盖动者，多由于火，火盛则逼血妄行"即是此理。故凡治以红斑、鳞屑、瘙痒为主要表现的银屑病，施以清心泄热、凉营安神之法，或在辨证施治的基础上，遣以清气解毒、泄热退斑之品，可取事半功倍之效。

三、谨守病机，分期辨证

银屑病分为三期，即进行期、静止期、退行期。各期表现不同，病机也不同。病机是疾病本质的高度概括，是疾病发生、发展过程中某一阶段病因、病位、病性、病势等病理要素综合构成的病理表现。因此，对银屑病的治疗，必须根据各个阶段的临床表现，据理辨证，凭证立法，谨守病机，分期而治。

（一）整体与局部辨证相结合

整体辨证包括八纲辨证、病性辨证、脏腑辨证、卫气营血辨证、经络辨证等。局部辨证要以皮肤损害的色泽、形态、鳞屑、分布部位作为辨证的客观依据，并重视辨识皮损特征。如皮损以丘疹为主，不论病发新久，多从肺治，治宜轻宣疏散。以斑为主时，重点辨识皮损颜色与厚薄，白斑多为气血失和，治宜从肝，应疏解郁滞；红斑为营热燔灼，治宜从胃，应清热凉营；紫斑为火毒炽盛，治宜从心，应解毒化斑；黑斑为肾亏本色外露，治宜从肾，应益肾增液。皮损多发于某一区域，用药亦当按经络分布、气味归经而遣。 如皮损在四肢，治宜从脾，应健脾除湿；皮损在躯干，治在肝脾，应疏肝理脾；皮损在二阴，治在肝肾，应补益肝肾；皮损在头面，多从阳明经治，应清肺益胃等。

叶天士《温热论》指出："凡斑疹初见，须用纸拈照看胸背两胁，点大而在皮肤之上者为斑；或云头隐隐，或琐碎小粒者为疹。"斑点大成片，不高出皮肤，压之不褪色，消后不留痕迹；疹呈琐碎小粒，形如粟米或绿豆，高出皮肤，触之可及，压之褪色。斑和疹是银屑病最常见的皮损表现形式。叶天士认为："斑属血者恒多，疹属气者不少。"陆子贤《六因条辨》载："斑为阳明热毒，疹为太阴风热。"王士雄《温热经纬》指出："热闭营中，故多成斑疹，斑从肌肉而出，属胃；疹从血络而出，属经。 其或斑疹齐见，经胃皆热。"斑为热郁阳明，胃热炽盛，内迫营血，血从肌肉外溃而发，其病位在胃；疹为邪热壅肺，内窜营分，从肌肤血络而出，其病位在肺。邪在气分，肺热窜入营分，致营热炽盛，亦可由疹转为斑。此时，不仅疹色转为紫红色或暗红色，且压之不褪色，已成斑之特点，病机重点是由气转营。所以，疹与斑不能截然分开，疹能转斑，也可疹中夹斑，即"夹斑带疹"，形成气营同病证，与单纯的斑和疹的病机有所不同。银屑病的发生与血热有关，或因情志内伤，气机壅滞，郁久化火，或心火亢盛，毒热伏于营血而发病；或因饮食失节，过食腥发动风、膏粱厚味，致脾胃失和，生湿生热，阻遏气机，郁而化热，甚或成毒，热毒充斥血脉、渍于肉理而发病；或因久病重病，阴血暗耗，气血失和，化燥生风，或经脉阻滞，气血凝结，肌肤失养而发病。由此可见，气血失和是银屑病发病的病理关键。

此外，"斑疹皆是邪气外露之象"。斑疹既是邪热波及或深入营血的重要标志，也是邪气外露、邪热得以外泄的表现。因此，斑疹色泽与分布、疏密状态，可以反映热毒轻重与正气盛衰，对判断病势顺逆有重要意义。如斑疹色泽鲜红荣润者为顺，为邪热壅滞不甚，血行和畅，正气尚盛，邪热有外透之势；如斑疹色泽鲜红如胭脂，多为血热炽盛；如斑疹色紫赤如鸡冠花，为营血热毒深重；如斑疹紫黑，多属火毒极盛的险重之象；如斑色黑而光亮，系热毒亢盛，但气血尚充；如斑黑隐隐，四旁赤色，为火郁内伏、气血瘀滞；若斑黑晦暗，属元气衰败、热毒痼结之象；如斑疹分布稀疏均匀，为热毒轻浅，一般预后良好；如斑疹分布稠密，甚至融合成片，为热毒深重之象，预后欠佳。叶天士指出，斑疹"宜见而不宜多见"，即斑疹外发，标志着营分、血分之邪热有外达之机，所以说"宜见"；但若斑疹外发过多且密集，说明营分、血分热盛毒重，故又"不宜多见"。另外，辨银屑病斑疹应重视其变化，如斑疹由红色变为紫色，甚至变为紫黑色，提示热毒逐渐加重，病情转重；反之，则为病情渐轻之象。正如雷少逸所说斑疹"红轻，紫重，黑危"。斑疹分布由稀疏转为融合成片，系热毒炽盛之象。银屑病皮损增多与颜色加深预示病情加重，皮损减少与颜色渐淡即转为退行期。发病初起多表现为淡红色或红色点状斑丘疹，后逐渐扩大，部分相互融合形成边界清楚的斑片，搔刮后有银白色、干燥鳞屑，层层脱落，且最后一层与基底面附着较紧，呈光滑的薄膜，刮下薄膜可见细小出血点；进行期皮损多呈点滴状，鲜红色，瘙痒较著；静止期皮损常为斑块状或地图状，少数皮疹鳞屑较厚，有时堆积如壳蛎状；退行期皮损常呈环状或半环状。斑疹色淡、点滴状、数量少，发于上部者，多预后良好；斑疹色深、面积大、脓疱型、关节病型或红皮病型、发于下部者，多缠绵难愈。

银屑病多由内外合邪为病，故治以调和气血。血热不仅是银屑病发病的主要原因，也是病情转化的关键。血热炽盛，热邪不能及时清解，久之耗伤营血，致阴血亏虚、生风化燥而成血燥气复证；或邪热煎熬阴血日久，气血瘀结，致经脉阻塞而成血瘀气滞证，此时皮损往往经久不退，当高度重视血热证及其转归与治疗。《温热论》指出" 在卫汗之可也，到气才宜清气；乍入营分，犹可透热……入于血，则恐耗血动血，直须凉血散血"。吴鞠通《温病条辨》中将卫气营血辨证之理法方药更加具体化，提出病在卫分治以银翘散，病在气分治以白虎汤，病在营分治以清营汤，病在血分治以犀角地黄汤等，这些治疗大法亦适用于银屑病的治疗。目前银翘散、白虎汤、清营汤、犀角地黄汤、化斑汤、清瘟败毒饮等方药已广泛用于银屑病的治疗并取得肯定疗效。同时，银屑病发生、发展的过程是正邪双方互相抗争的过程，在详细辨析六淫证候的同时，尚须认真辨析机体阴阳虚损、气血津液盛亏、情志是否调畅等状况，以期正确辨证施治。另外，银屑病的典型皮损为红斑、鳞屑，红斑多属血热之象，血热容易伤阴，脱屑也是热邪耗伤阴血、血虚不能濡养肌肤所致，故整个治疗过程都应注意固护阴液，即"存得一分津液，便有一分生机"。

（二）辨病与辨证相结合

辨病与辨证相互结合、相互补充、相互为用。西医辨病首先根据病史及实验室、物理检查确诊银屑病系何型、何期，中医则根据病型和各期特点进行辨证施治。在辨病和辨证的基础上，通过明辨病机，确立证候，拟定治法，遣方制药，或运用古今成方，或结合现代科学研究成果创制新方，使组方古今承继，君臣有序，辅佐协同，相与宣摄。临证中，我们在以法统方的基础上常加入威灵仙、郁金、丹参、徐长卿、鸡血藤等祛风通络、和血养血的药物，收效显著。现代药理学研究表明，这些药物具有明显的抑制异常表皮细胞过度增殖，抑制磷酸二酯酶活力和白三烯合成、血小板聚集、炎性细胞浸润，稳定细胞膜的作用。同时，兼有扩张血管、改善微循环、改善血流动力学、降低机体凝血功能、促使皮损消退等作用。

（三）内治与外治相结合

《外科正宗·自序》言："内之症或不及其外，外之症则必根于其内也。"临证中，轻度寻常型银屑病常以外治法为主，中重度寻常型、脓疱型、红皮病型、关节病型银屑病当以中医内外结合治疗。历代医籍中内外结合治疗银屑病的著述颇丰，如《神农本草经》记载水银、轻粉、雄黄、雌黄、巴豆、斑蝥等主治疥癣痂疡白秃、恶疮疽痔、死肌。银屑病进行期多内服银翘散、白虎汤、化斑汤等，外用普连膏、消斑膏等；静止期多内服桃红四物汤、当归饮子等，外用10%黑豆馏油软膏等。此外，历代医家还使用了灸法和硬膏等。外治法因其治法丰富、针对性强、操作简便，能巧妙地起到以外治内、祛邪扶正、治愈疾病的作用，故在银屑病的治疗中发挥着重要作用。近年来，洗渍疗法广泛运用于临床，包括淋洗法、擦洗法、冲洗法、浸洗法、淋浴法、坐浴法、熏洗法等；外敷中药则以软膏、油霜剂、搽剂为主，如普连膏、镇银膏、黛黄散、青黛散油膏、皮毒清软膏等；还有穴位埋线法、穴位贴敷法、穴位注射法、针刺疗法、敷脐法、肛栓法、保留灌肠法等。

中医治疗银屑病的方法颇多，方药配伍严谨，给药途径多样，具有疗效好、副作用小等特点，说明临床应用中医药治疗银屑病有较大的优势及广阔的前景。为此，应充分发挥中医内治与外治结合优势，在准确把握分型、分期的基础上，认真辨识病机、确立证候，内外有机结合治疗，方奏良效。

（四）分期与辨证相结合

1. 进行期

（1）血热气盛证

皮疹突发且显著增多、不断扩大，色泽鲜红，多为点滴状，周围有红晕，或原发皮损肥厚浸润或浸渍，鳞屑较厚，或不能掩盖红斑，瘙痒，伴咽部充血，扁桃体肿大，心烦，溲黄，舌质红，苔薄黄，脉弦数。

【治法】清热凉血解毒。

【方剂】凉血解毒汤加减。生槐花30g，紫草15g，白茅根15g，牡丹皮12g，生地黄15g，金银花30g，连翘 15g，大青叶15g，菝葜12g，山豆根6g，白术10g。

（2）毒蕴证

皮疹不再新增，或新增较少，部位固定，色泽鲜红或暗红，或原发皮损肥厚，鳞屑层层叠加，瘙痒剧烈，伴烦躁易怒，舌质红，苔黄，脉弦滑。

【治法】清热解毒，凉血消斑。

【方剂】五味消毒饮加味。金银花30g，野菊花12g，蒲公英30g，紫花地丁30g，紫背天葵子15g，连翘12g，菝葜12g，土茯苓30g，赤芍12g，牡丹皮12g，薏苡仁30g。

2.静止期

（1）血瘀气滞证

皮损暗红，干燥，经久不退，鳞屑肥厚，指（趾）甲损害，伴心情郁闷，腹胀，女性经行腹痛，舌暗红，或见瘀点、瘀斑，脉涩或弦涩。

【治法】活血行气，解毒祛斑。

【方剂】活血散瘀汤加减。桃仁10g，红花10g，三棱10g，莪术10g，丹参30g，制香附12g，郁金12g，土茯苓30g，白花蛇舌草15g。

（2）湿盛毒蕴证

皮损多发于腋窝、乳房下褶皱、腹股沟、外生殖器、会阴和肘窝、腘窝等皱褶部位，浸渍渗出，或有糜烂，皮损潮红或暗红，鳞屑污褐色，伴胸腹胀满，大便溏泻，小便清长，女性白带量多，舌淡红，舌体胖大，苔白或白腻，脉滑。

【治法】利湿化浊，解毒消斑。

【方剂】甘露消毒丹加减。黄芩12g，滑石（包煎）30g，茵陈10g，石菖蒲10g，川木通6g，苍术12g，生薏苡仁30g，车前草30g，炒白术15g，白豆蔻（后下）12g，射干10g，土茯苓30g。

3. 退行期

（1）血燥气复证

皮损淡红，斑块斑疹平复，部分皮损逐渐消退，或呈环状，鳞屑干燥呈糠秕状，覆盖红斑，伴口燥咽干，女性月经量少，舌淡红少津，苔少或薄白，脉细或弦细。

【治法】养血润燥，清气退斑。

【方剂】当归饮子加减。炙黄芪30g，当归10g，生地黄30g，白芍12g，制何首乌15g，丹参15g，白术15g，白蒺藜15g，珍珠母（先煎）30g，白花蛇舌草15g。

（2）气虚血瘀证

皮损淡红或暗红，鳞屑干燥呈糠秕状，消退缓慢，肌肤不仁，体倦乏力，舌淡红，苔薄白，脉细缓涩。

【治法】益气和血，散瘀消斑。

【方剂】补阳还五汤加减。炙黄芪30g，当归10g，川芎6g，赤芍10g，桃仁10g，红花6g，白术12g，丹参15g，鸡血藤15g，首乌藤30g，鬼箭羽10g，炙甘草6g。

（3）气虚血弱证

皮损淡红或暗淡，鳞屑细小呈糠秕状，干燥或浸润，轻度瘙痒，肌肤不仁，面色萎黄，舌淡红，苔薄白，脉细弱。

【治法】益气养血，荣肤消斑。

【方剂】人参养荣汤加减。炙黄芪30g，党参12g，白术12g，茯苓12g，五味子6g，当归10g，白芍12g，熟地黄15g，丹参10g，陈皮6g，鸡血藤15g，炙甘草6g。

总之，银屑病的病因与发病非常复杂，临床当须辨病（包括不同分型）与辨证（包括不同分期和分类）相结合，辨证论治，为祛痼愈疾、立法遣方用药提供遵循。

第二节　临证心得

一、医理述要

善治者治皮毛，而皮毛病疾首推银屑病。银屑病是一种遗传与环境等多种因素共同作用诱发的免疫介导的慢性、复发性、炎症性、系统性皮肤疾病。其主要特征是皮肤出现大小不等的丘疹、斑丘疹或斑块，表面覆盖多层银白色干燥鳞屑，剥离鳞屑后可见筛状出血点，边界清楚，好发于头部、四肢伸侧及躯干部。银屑病发病率高，病程长，虽不直接影响生命，但严重危害患者身心健康。

（一）多因素致病是银屑病发病的主要原因

银屑病难治，难就难在病因复杂；银屑病严重，重就重在多因素交织。《金匮要略·脏腑经络先后病脉证》曰："千般疢难，不越三条：一者，经络受邪，入脏腑，为内所因也；二者，四肢九窍，血脉相传，壅塞不通，为外皮肤所中也；三者，房室、金刃、虫兽所伤，以此详之，病由都尽。"陈实功《外科正宗·病有三因受病主治不同论》说："内因者，皆起于七情蕴结于内，又兼厚味膏粱熏蒸脏腑，房欲劳伤亏损元气，乃五脏受之，其病由此内发者……故曰内因。外因者，皆起于六淫体虚之人，夏秋露卧，当风取凉，坐眠湿地，以致风寒湿气袭于经络。又有房事后得之，其寒毒乘虚深入骨髓，与气血相凝者尤重，或外感风邪，发散未尽，遂成肿痛。此肌肉血脉筋骨受之，其病由此外来者，发之多在不善调摄……得此者即疾病之外感也，故曰外因。又有不内外因，内无七情干内，外无六淫伤外，何由来也？其病得之于饥饱劳役，喜怒不常，饮食者冷热不调，动作者勤劳不惜，以致脏腑不和，荣卫不顺，脾胃受伤，经络凝滞。故为疾者，外无六经形症，内无便溺阻隔，其病多生于膜外肉里肌肤之间，似瘰疬、痰注、气瘿、瘿瘤之属……此是三因，理之尽矣。"其意言，银屑病发病尽管原因复杂，但概言之，皆由先天不足、风、热、燥、湿、毒、七情内伤、饮食不节、虫毒、外伤所致。

1. 先天不足，禀赋特受

父母禀赋先天之精的同时又禀受邪气。张景岳《类经·胎孕》曰："夫禀赋为胎元之本，精气之受于父母者是也。"禀赋可表现为对先天之精及六淫、七情等致病因素的"受"与"不受"，其"受"者具有家族性，即家族中有本病患者。银屑病因禀赋因素而发病者占10%~39%，西部高原地区发病率更高。禀受又表现出患者体质因素，一些患者并无本病家族史，然由于六淫、七情等致病因素的作用，毒热伏于营血，蕴结肌肤为患。《类经·疾病类》指出："夫人之虚损，有先天不足者，有后天不足者。先天者由于禀受，宜倍加谨慎。"陈复正《幼幼集成·胎病论》载："子干父母。一体而分，而禀受不可不察。"禀赋特受之候多呈慢性过程，皮损淡红或绛红、干燥、粗糙、肥厚，上覆大量鳞屑，色素沉着，指甲肥厚等。

2. 风邪痹遏，郁结肌肤

大凡人体腠理不密，卫气不固，风邪则乘虚侵袭，阻于皮腠之间，内不得通，外不得泄，使营卫失和，气血相搏，怫郁肌肤；或热邪炽盛，生风动血，煎灼营血，肌肤失养，而发银屑病。该病发病迅速，游走不定，瘙痒无度，遍发全身，鳞屑层叠，临床以风热多见。《素问·风论》说"风气藏于皮肤之间……腠理开则洒然寒，闭则热而闷"。《诸病源候论·疮诸病》指出："夫体虚受风热湿毒之气，则生疮。"

3. 热微则痒，热盛腐肉

凡外感火热之邪或燥热暑邪，或五志过极化火，或骄阳暴晒，致热壅血络，气血搏结，蕴郁肌肤，而发银屑病。《灵枢·痈疽》曰："热盛则腐肉，肉腐则为脓。"《诸病源候论·疮诸病》云："盛夏之月，人肤腠开，易伤风热，风热毒气，搏于皮肤，则生沸疮。其状如汤之沸。"《诸病源候论·时气诸病》谓："热毒内盛，则多发疱疮。"《医宗金鉴·痈疽总论歌》载："痈疽原是火毒生。"

4. 燥性干涩，伤津耗液

久居高原，或气候敛肃、劲急干燥，或秋燥与夏热余气相合侵犯人体，或慢病、重病、久病之后期，耗伤营血，气血津液亏虚，肌肤失养，发为银屑病。如《素问·阴阳应象大论》曰："燥胜则干。"燥挟复气则为火。《外科证治全书》载："皮肤燥痒，起如疹疥而色白，搔之屑起。"

5. 湿邪黏腻，充斥内外

久居潮湿，或淋雨涉水，或感暑夹湿，氤氲熏蒸，阻遏气机，留滞脏腑、经络、肌肤，郁滞不散，而发银屑病。多见疱疹、脓疱、浸渍，皮损肥厚，鳞屑厚积，不宜剥去，迁延日久，缠绵难愈。《诸病源候论·疮诸病》曰："肤腠虚，风湿搏于血气，生瘑疮。若风气少，湿气多，其疮痛痒，搔之汁出。"

6. 毒邪蓄结，伤脏损肤

感受温病或疫疠之邪致火热蕴毒，或重病久病致湿浊、痰饮、瘀血、酒毒蕴结为患，酿生浊毒，毒入脏腑，走经窜络，气血搏结，熏灼肌肤，稽留为患，而发银屑病。皮损形态多种，泛发全身或局限于一处，发病迅速，鳞屑累累，瘙痒剧烈。如《金匮要略心典》曰："毒者，邪气蕴蓄不解之谓。"王永炎认为，邪气亢盛，败坏形体，即转化为毒，即毒邪具有亢极或蕴结之特性。

7. 七情伤脏，功能失调

情志内伤，气机郁滞，气血失常，脏腑功能失调，发为银屑病；或郁久化火，血热内蕴，熏灼肌肤，发为银屑病。其发病急骤，皮损弥漫，点滴或钱币样，心烦失眠。如《素问·举痛论》云："怒则气上……惊则气乱……思则气结"是也。

8. 饮食不节，滞腑郁表

过食或偏食炙热烤炸、辛辣刺激、滋腻肥厚、腥发动风食物，或嗜酒成瘾，使脾胃失和，气机失畅，郁久化热，热郁肌表，熏灼肌肤；或过食克伐寒凉，致脾胃虚弱，气血化源不足，肌肤失养，发为银屑病。其皮损肥厚，呈多形性，甚或壳砺状，不宜剥脱，瘙痒难忍，迁延日久，缠绵难愈。《素问·五脏生成》谓："多食咸，则脉凝泣而变色；多食苦，则皮槁而毛拔；多食辛，则筋急而爪枯；多食酸，则肉胝胎而唇揭；多食甘，则骨痛而发落。"

9. 虫害为毒，蕴络发斑

感受虫毒、蜂蝎侵害，损伤皮肤；或感受药毒、食物毒、油漆毒等侵害，致异气侵入，蕴结腠理，气血凝结，瘀滞肌肤，发为银屑病。皮损呈多形性，瘙痒剧烈，痒如虫行。《诸病源候论·疮诸门》云："瘑疮积久不瘥者，由肤腠虚，则风湿之气停滞，虫在肌肉之间，则生长，常痒痛，故经久不瘥。"

10. 刀刃外伤，瘀血阻气

大凡跌扑损伤、刀刃棍棒外伤、负重努力、奔逐过急等，致瘀血蕴蓄，气血运行受阻而气滞血瘀；或红肿热痛日久，血受热而煎熬成块，致血瘀气滞，发为银屑病。《神农本草经疏》曰："蓄血俗名内伤，或积劳，或多怒，或饱后行房，或负重努力，或登高坠下，或奔逐过急，皆致蓄血。"《证治准绳·杂病》言："夫人饮食起居，一失其宜，皆能使血瘀滞不行，故百病由污血者多。"本病病程冗长，皮损干燥，色泽暗红。

（二）气血失常是银屑病发病的病理关键

《神农本草经》曰："欲疗病，先察其原，先候病机。"先贤从整体观念出发，认为白疕的病机以脏腑功能失调为主。如高秉钧《疡科心得集》指出："外疡发于脏腑。"陆子贤进一步指出："斑为阳明热毒，疹为太阴风热。"但就银屑病发病与病理表现综合而言，气血失常是其发病的病理关键。盖机体受邪，无论是禀赋特受，还是外感六淫、内伤七情或饮食不节，皆可导致脏腑功能失调，或发为内患，或成为外疡。然气血失常，往往内伤营血，血渍肌肉，即可发斑；外扰皮络，热郁肺卫，蕴结肌肤，即可发疹。诚如《素问·调经论》曰："血气不和，百病乃变化而生。"气血失常从病理改变上看则以血的失常尤为突出，从而表现出血热气盛、血瘀气滞、血燥气复、血虚气弱等证型。

血热气盛是银屑病发病的主要根源。《素问·皮部论》曰："络脉盛，色变。"营血行于脉中，受体内气分久蕴热毒熏蒸，气血搏结，热入营血，充斥脉络，发为鲜红色丘疹、斑疹，甚或肥厚肿胀，鳞屑累累，广泛剥脱；或鲜红色斑丘疹，压之褪色，发生、发展迅速；热盛生风，肌肤失养，则见干燥白色鳞屑叠出，瘙痒剧烈。多见于银屑病进行期。诚如赵炳南言，血热是银屑病发病的主要根据。朱仁康强调，血热是银屑病发病的主要原因，血热病机贯穿于银屑病治疗的始终。

血瘀气滞是银屑病的基本病理改变。大凡体内或肌表气血不和，营卫凝涩，则气机壅滞，瘀血蕴结，气血运行受阻，致血瘀气滞；或银屑病日久，血热久留，"血受热则煎熬成块"，血行不畅，热结血瘀。脉络瘀滞，则皮损弥漫，色泽暗红，或点滴状或钱币样，浸润明显，鳞屑厚积，甚或壳砺状，心烦失眠等。

血燥气复是银屑病病理常见特征。燥性近于火热，但又不同于火热。感受燥邪，或银屑病日久，或反复受邪，邪留气分，蓄结血府，内不得疏泄，外不得透达，耗伤津液，肌肤失养；或致秋冬诱发或加重，皮损弥漫，色泽淡红，皲裂出血，皮肤干燥，白色鳞屑反复剥脱，瘙痒难忍，口咽干燥，病程绵长。

故吴鞠通《温病条辨》载："秋燥之气，轻则为燥，重则为寒，化气为湿，复气为火。"《素问·六元正纪大论》云："同寒者以热化，同湿者以燥化。"诚如顾伯华言，本病总由营血亏损、生风生燥、肌肤失养而成。

血虚气弱是银屑病静止期和退行期的病理要素。素体虚弱，气血不足，或脾胃虚弱、化源不足，或血分蕴热、耗伤气血，或银屑病日久，大量脱屑，耗津损血，气随血耗。血虚则皮疹色淡，浸润轻浅，皮肤干燥，脱屑如糠秕，瘙痒剧烈，病情反复缠绵，此起彼伏。故《灵枢·本脏》说："人之血气精神者，所以奉生而周于性命者也。"

临床辨证常采用如下方法。

1. 从皮损色泽辨证

阳明热盛、迫血外溢而成斑，邪重在血分；太阴气分邪热波及营血而发于血络则成疹，邪生于气分。银屑病进行期皮损多以丘疹和斑疹为主，疹色潮红，原发皮损尚未消退，新生皮损不断出现，主由气分热邪深重，治疗当清解气分热邪。银屑病进行期若见斑块色深，面积不断扩大，甚或融合，疹反不明显，此时以营分、血分热邪深重为主，治疗以清营凉血为主，佐以清热解毒。如章虚谷言："热闭营中，故多成斑疹，斑从肌肉而出，属胃；疹从血络而出，属经。其或斑疹齐见，经胃皆热。"银屑病亦然，皮损增多时，病情往往加重；皮损减少时，则病情向愈。银屑病皮损色泽鲜红者，为血热内蕴；色泽紫红者，为热盛伤阴或血热血瘀；病程日久，血瘀气滞，可见皮损颜色由鲜红转为暗红，属于血瘀证；病久余热未尽，阴精耗损，血燥气复，皮损颜色由暗红变为淡红，属于血燥证。

2. 从皮损鳞屑辨证

点滴状银屑病进行期，红斑基础上见层层白色鳞屑，轻刮鳞屑即脱落，多属血热风盛证；病程日久，鳞屑干燥皲裂，多为血燥证；尚有鳞屑肥厚黏腻，堆积呈蛎壳状，则属寒湿证或湿热证。

3. 从皮损厚薄辨证

银屑病进行期皮损较薄，点滴弥漫，多为血热气盛证；若斑块肥厚，鳞屑层叠色白，多为寒湿凝滞证；鳞屑色黄黏腻，多为湿热证或湿毒证。

4. 从皮损部位辨证

银屑病皮损可发生于身体任何部位，上至头部，下及指（趾）甲。《素问·皮部论》曰："皮有分部，脉有经纪，筋有结络，骨有度量，其所生病各异……凡十二经络脉者，皮之部也。"若皮损以四肢伸侧和背部较多，为手阳明、足太阳经所过，多由血热气盛所致，即"气有余则当脉所过者热肿"。头为诸阳之会，头面部皮损与六阳经热盛有关，为热盛熏肤所致；皮损泛发全身，多与十二经脉及所属脏腑气血失调有关；皮损分布以身体屈侧、下肢或皱褶部位为重，多为湿邪蕴肤所致；皮损以躯干部为著，多为阳虚寒凝、瘀血阻络所致。

5. 从舌象辨证

银屑病进行期或点滴状银屑病出现舌质红、舌苔薄黄、舌尖红，多系血热内蕴，病在卫分、气分；凡舌质绛红，苔薄黄而干，为热毒内蕴，病在血分；银屑病静止期，舌质淡红，边有齿痕，为脾虚失运，化源衰少；舌体胖，边有齿痕，苔腻，多为脾虚湿蕴；舌质暗红，舌边或舌面有瘀点，苔腻，为痰瘀互结；舌质嫩红，少苔，舌面有裂纹，多为气阴两伤；舌质暗红，少苔，为血热夹瘀；舌质紫暗，边有瘀斑，伴面部黧黑，为气滞血瘀；舌质淡红而干，为血燥津伤。

综上所述，在具体临证中要做到五辨：一要辨病，全面把握疾病特征；二要辨证，确定具体的证型，以便遣方用药；三要辨皮损，包括皮损的色泽、鳞屑、形态、厚薄、分布部位与经络，使临床辨证更趋完整精准；四要辨舌脉，以察脏腑虚实、气血盛衰、津液盈亏、病位深浅；五要辨全身整体状况，掌握其合并症及兼症，随证加减，从而制订有效的治疗方案。

（三）调和气血是治疗银屑病的重要法则

既然气血失常是银屑病发生的病理关键，因此，治疗银屑病首当调和气血。《素问·阴阳应象大论》云："治病必求于本。"高秉钧《疡科心得集》强调探其本而不袭其末，主张"外科必从内治"，使"肌肉流畅，气血和平"。借鉴先贤之经验和观点，临床常采用凉血清热法、活血祛瘀法、润燥清气法、养血益气法等治疗银屑病。

凉血清热法：患者素体蕴热，复感风热暑邪，或饮食不节，恣酒肥甘，致血热气盛，炎热燔灼，伤营动血，郁遏气机，熏灼肌肤而发病。正如张志礼谓："银屑病的'血热'，是血分有热，是热邪使营血充斥于脉络，虽皮疹色鲜红甚至紫红，但一般压之不褪色，也不伴有吐血、便血等症状。"故治宜凉血祛斑、清热解毒，方予凉血活血汤加味，取轻清透泄之品凉解血分邪热，并清解气分郁热，药用益阴辛润之品，使深入营血之邪从肌表而解。

活血祛瘀法：气虚、气滞、痰滞、寒凝、热灼或病程日久，导致血瘀脏腑、肌肤、经络，营卫凝涩，血行不畅，肌肤失养而发病。故遣用辛香走散、通利血脉的药物，以逐瘀散结、除积导滞，使蓄积在脏腑、经络、肌肤的毒邪得以排出体外，经脉运行通利，血行恢复正常。方选活血散瘀汤加减，取破血散瘀、理气散结之品祛除脉络瘀滞之恶血，兼以滋阴益气，以助久瘀耗散之气阴。但临床当明辨虚实寒热与夹气夹痰，辨证治之。

润燥清气法：《素问·至真要大论》指出："燥者濡之。"患者素体蕴热，或银屑病久羁，耗气损血，复感燥邪，或燥湿同病，或湿邪化燥，或燥热内生，致津枯血少，肌肤失于濡养、经脉气血失于和调而发病，故用生津养血，或咸寒滋液，或甘凉濡润，或养血润肤，或滋阴祛湿，或化湿润燥之品，以养血益精、滋补阴液、制火清热、润燥清气。方选养血解毒汤加减，取甘凉濡润和咸寒滋液之品滋阴养血、润燥濡肤，以治邪热久羁、劫烁阴血、虚实兼夹之候。大凡银屑病气血失调、阴液耗伤、肝肾精亏、虚火上炎者皆可用之。但对邪热亢盛、湿邪壅滞、脾胃虚弱者慎用。

养血益气法：凡银屑病日久，耗伤气血，或有失血，气随血脱，或失治误治，脾胃虚弱，气血化源不足者皆可用之，以恢复人体正气，调和气血，濡养肌肤，促进斑疹康复。方用当归饮子加减。但需注意邪热亢盛者慎用或忌用。

（四）以适事为故取全效

1. 血热气盛亦伤阴

由于热盛能腐肉，血热可生风，风胜又化燥，热盛多伤阴，故在施以凉血清热和苦寒泻火治疗的同时，当兼加滋阴润燥的药物，如生地黄、元参、麦冬、白芍等，往往收到事半功倍之效。

2. 血瘀日久佐益气

气血运行不畅，气滞血瘀，瘀久则使皮损呈壳砺状，且坚厚难以消散。本病总因气血失调，血病则气不能独化，气病则血不能畅行。治疗本病，总以治气治血为重，尤其瘀血日久须佐以甘温益气之品，以助行血运血。治气须以理气健脾、软坚散结为主，不宜破气、耗气；治血多据病之久暂，以行血、散血、活血、祛瘀为主，不宜破血、耗血。故活血行气之中兼加黄精、薏苡仁等品。抓住这个关键，则不犯虚虚实实之弊。

3. 皮毛生肾退白疕

《素问·阴阳应象大论》曰："西方生燥，燥生金，金生辛，辛生肺，肺生皮毛，皮毛生肾。"马莳《黄帝内经素问注证发微》言："肾主水，金实生之，故皮毛生肾。"张隐庵注解："皮毛生肾，肺气主于皮毛，因金气而生肾。"《黄帝内经素问译释》解："皮毛润泽则又能生养于肾。"因此，皮毛生肾的实质就是肺金与肾水相生的关系，正由于这种相生相克的关系，我们运用这些理论指导治疗银屑病具有重要意义。如血瘀证多因血瘀气滞，故治疗时，在活血化瘀、理气健脾的同时，加入天门冬、黄精等润肺生金的药物，再加入一些补肾填精的鹿角霜、女贞子等药物，可养阴益肾，阴生阳长，疗效更加显著。

4. 治燥宜辛甘凉润

银屑病皮损多以干燥、色淡红、脱屑为特征，临床治疗常遵"燥淫于内，治以苦温，佐以甘辛，以苦下之"（《素问·至真要大论》）的原则。选用辛甘凉润之品。辛味药多芳香燥烈，医者多认为如同蛇蝎"发物"，且易伤津耗液，故不宜使用。但在治疗之中少佐，则反用为润药。"以辛润之"出自《素问·至真要大论》，其意为"开腠理，致津液，通气也"。"开腠理"，指治肌表；"致津液"，指使津液正常运行；"通气"，指使阳气通畅。即人体肌表为邪气所束闭，阳气不能正常输布，郁而为热，形成外闭内热，治疗当甘凉濡润制其燥，并在大队养血益精、滋补阴液、润燥制火之品中少佐辛味药，如葛根、薄荷、防风等，以解除表邪郁闭，使燥热从外而解，即"给邪气以出路"。热从外解，则里热自清，津液自调。

5. 皮不得小汗出而身痒

瘙痒是银屑病贯穿始终的主要症状。《伤寒论·辨太阳病脉证并治上》载："太阳病，得之八九日……以其不能得小汗出，身必痒。"此言伤寒微邪怫郁不解，游行于皮腠之间而作痒。治疗当以辛温轻剂小发其汗，刚柔相济，疏达皮毛，调和营卫，以助汗源，皮毛润泽，则瘙痒自止。汗、吐、下法是直接疏通邪路、祛除邪气、消除瘙痒的治法，故临证用辛凉、辛润、辛散之品，如薄荷、葛根、白蒺藜、蝉蜕等，即可祛邪解肌、凉血清热、润肤止痒，使气血通，"阴阳自和"。

总之，银屑病是一种难治性疾病，临床必须紧紧抓住多因素致病与交织错杂这一特点，从其顽固性、严重性和复杂性入手执简驭繁，辨识其病理关键，即可有效治疗和防控银屑病。实践证明，气血失常是银屑病发病的病理关键，血热气盛、血瘀气滞、血燥气复、血虚气弱是银屑病的主要证型，治疗则依证采用凉血清热法、活血祛瘀法、润燥清气法、养血益气法，血热气盛者加入滋阴之品、血瘀气滞者佐以益气之品、血燥气复者使以辛润之品，并依据皮毛与肺肾相生关系再佐以益肺肾、荣皮毛之品，可取良效。另外，要加强银屑病患者终身管理，强化健康宣教，最大限度地减缓和防控瘥后再复，并深入开展其发病机制、中医药作用机制和临床基础研究，使中医药治疗银屑病取得突破性进展。

二、寻常型银屑病诊治

1. 血热气盛

营血运行于脉中，遇火热湿毒蕴结熏蒸，气血搏结，热迫营血，充斥脉络，发为鲜红色斑片、丘疹，甚或紫红色疱疹、肿胀浸渍，大面积鳞屑剥脱，压之褪色，发生、发展迅速；覆以干燥白色鳞屑，瘙痒剧烈；舌质红，苔黄，脉弦数。本型多见于银屑病进行期。

案例一

刘某，男，46岁，内蒙古人。2018年3月16日初诊。主因"全身皮肤见红色斑块、鳞屑，反复发作30年，加重1个月"入院。患者于30年前无明显诱因，躯干部、双下肢突然出现黄豆大小红色丘疹，上覆银白色鳞屑，散在分布，后逐渐波及全身。曾就诊于当地医院，诊断为"寻常型银屑病"，给予口服及外用药物治疗，其间病情迁延不愈。1个月前，患者因饮酒、食油腻食物致使皮损加重，在当地医院就诊，给予外用药物，疗效不显，且全身皮损面积扩大，浸润明显，皮损融合成地图状，灼热瘙痒。为求进一步治疗，来我院（宁夏中医医院暨中医研究院，余同）就诊，门诊以"寻常型银屑病"收住入院。入院症见：患者神清，精神可，头部散在分布红色斑丘疹，上覆大量鳞屑，躯干、四肢泛发肥厚斑块状皮损，色鲜红，浸润明显，鳞屑易脱落，瘙痒剧烈，无水疱，无糜烂，伴口渴、心烦，大便干燥，小便黄，舌质红，苔薄黄，脉弦数。

【诊断】

西医诊断：银屑病（寻常型，重度，进行期）。

中医诊断：白疕。

【证型】血热炽盛，郁遏气机。

【治法】凉血祛斑，清热解毒。

【方药】凉血活血汤加减。水牛角（先煎）30g，生地黄15g，赤芍12g，牡丹皮12g，生槐花15g，紫草15g，金银花30g，白茅根15g，茜草12g，玄参15g，菝葜12g，甘草6g。7剂，水煎服，每日1剂，分2次于早晚温热服。

外治：5%普连膏，搽皮损处，适量，每日2次。

二诊：用上药后，皮损鳞屑减少，但自觉瘙痒明显。继用上方加土茯苓30g，以加强清热止痒之功。7剂，水煎服，每日1剂，分2次于早晚温热服。外治同前。

三诊：用上药后，躯干部红斑转为淡红色，双下肢皮损暗红色，鳞屑减少，舌质红，苔薄黄，脉弦。效不更方，继用上方，减水牛角、紫草，加入丹参15g，以加强凉血活血之功。14剂，水煎服，每日1剂，分2次于早晚温热服。外治同前。2个月后全身皮疹基本消退，随访半年未复发。

按语：患者由于饮食不节，嗜酒油腻，脾胃损伤。脾失健运，则食滞胃肠，郁生湿热；胃失和降，则受纳无权，阻滞气机。同时，"热伤气""湿伤肉"，生热使人体阳气偏盛，阳盛则热；生湿可阻遏阳气，郁而化热，热邪腐蚀肤腠而发银屑病。故治予清热解毒、凉血祛斑之凉血活血汤，药遣水牛角、生地黄、赤芍、牡丹皮清热解毒，凉血散瘀；生地黄、玄参凉血滋阴，降火解毒；紫草、茜草、生槐花凉血止血，活血散瘀，使血止而不留瘀；金银花、白茅根清热解毒，轻清透泄，使营分热邪透达于外，由气分而解。诸药合用，共奏清热解毒、凉血益阴、透热转气之功，使血热平复、气盛得解。

案例二

马某，男，27岁，未婚，宁夏固原人。2017年8月12日初诊。主因"全身泛发红色斑丘疹、鳞屑半个月，伴瘙痒"就诊。患者半个月前由于受凉感寒而发热身重，微恶寒，咽部不适，肢节酸痛。躯干部出现绿豆至黄豆大小鲜红色丘疹，自觉瘙痒，遂到当地医院就诊（诊断不详），经治疗皮损无明显好转。其后皮损逐渐延及全身，咽痛咽痒。为求进一步治疗，就诊于我院皮肤科，门诊以"寻常型银屑病"收住入院。入院症见：全身泛发密集斑丘疹，黄豆至花生粒大小，色鲜红，其上覆银白色鳞屑，自觉瘙痒，关节酸痛，咽痛咽痒，舌质红，苔薄黄，脉滑数。

血常规示：WBC 8.71×10^9/L，NEUT 6.86×10^9/L，NEUT% 78.8%；肝肾功能无明显异常，电解质、心电图、胸片未见异常。

【诊断】

西医诊断：银屑病（寻常型，重度，进行期）。

中医诊断：白疕。

【证型】湿热蕴蒸，热伤血络。

【治法】凉血解毒，清热利湿。

【方药】犀角地黄汤加味。水牛角（先煎）30g，生地黄15g，牡丹皮12g，赤芍12g，玄参15g，白茅根15g，金银花30g，紫草30g，薏苡仁30g，山豆根6g，香薷10g，薄荷（后下）10g。7剂，水煎服，每次200ml，分2次早晚温服，每日1剂。

外治：5%普连膏，搽皮损处，适量，每日2次。

二诊：头部、躯干部、四肢有密集粟粒至黄豆大小丘疹，颜色淡红，脱屑较前减少，瘙痒缓解，恶寒、身热、咽痛、身重、肢节酸痛等症状已消退，未见新发皮损，纳可，二便调。上方加入苍术12g，继服7剂。外治同前。

三诊：患者头部、躯干部斑丘疹开始消退，四肢散在分布黄豆大小丘疹，颜色淡红，脱屑少许，瘙痒缓解，未见明显新发皮疹，纳可。治宜清热化湿、散瘀搜络，前方去水牛角、香薷、薄荷，加鸡血藤、桃仁、厚朴、茯苓、陈皮，治疗3周后，病情基本痊愈。

按语：本案适值精气盈满、阳气固秘之令，暑热酷烈、湿浊弥漫之季，两相感应，风寒外邪自口鼻、皮毛而入，肺气受遏，卫表被困而发病。同时，"寒邪客于经络之中则血泣，血泣则不通，不通则卫气归之，不得复反，故痈肿。寒气化为热，热胜则腐肉"（《灵枢·痈疽》）。再者，"天之暑热一动，地之湿浊自腾，人在蒸淫热迫之中，若正气设或有隙，则邪从口鼻吸入，气分先阻，上焦清肃不行，输化之机失其常度，水谷之精微亦蕴结而为湿也"（《医述·暑》）。暑热火毒充斥内外，燔灼营血，治当凉血解毒，非大剂清热凉血解毒之剂莫救，故遣以水牛角、生地黄、牡丹皮、赤芍、玄参、金银花、紫草通泄气营邪毒，顿挫猖獗之势；然"暑必挟湿"，湿遏热伏，蕴阻气机，酿结为毒，故施用芳香宣化、双解表里的薄荷、金银花、薏苡仁、香薷宣畅气机，透表化湿，有宣上、畅中、渗下之妙，使气机调畅、卫表得解、湿邪得下；夏季暑热最易耗伤气津，故遣以生地黄、玄参、金银花、白茅根清热而不伤津气，祛湿而不滞邪，使热邪得清、湿邪得泄，邪去正安而愈。

2. 血瘀气滞

血瘀气滞多由七情内伤，情志怫郁，气机壅滞，血行凝滞，瘀阻脏腑、经络、肌肤而发；或血瘀经脉，气机阻滞；或七情内伤，致水津停滞，水湿内生，痰浊阻于脉络，血行受阻；或银屑病日久，血热稽留，"血受热则煎熬成块"，血行不畅，热结血瘀。脉络瘀滞，则皮损弥漫暗红，或点滴状，或钱币样，浸润明显，鳞屑厚积，甚或硬结成壳砺状。现代研究显示，银屑病患者存在明显的微循环异常和血液流变学改变，其中红细胞比容、全血黏度、血浆黏度、血小板聚集率及纤维蛋白含量显著增加。因此，治疗本病，常遣辛润、通利血脉之剂，以逐瘀散结、除积导滞。

案例一

纪某，女，40岁，宁夏青铜峡人。2018年6月20日初诊。主因"全身皮肤泛发暗红色斑块，覆以鳞屑13年，加重1个月"入院。患者13年前无明显诱因而全身皮肤突发黄豆大小红色丘疹，上覆细薄鳞屑，散在分布，伴瘙痒。曾在当地医院就诊，诊断为"寻常型银屑病"，给予静滴及外用药物，经治疗后鳞屑减少，皮损好转。其间病情反复，迁延不愈。1个月前，无明显原因皮损增多，全身泛发斑块状皮损、大量鳞屑，瘙痒剧烈。为求进一步治疗，来我院就诊，门诊以"寻常型银屑病"收住入院。入院症见：患者全身皮肤散在分布暗红色斑块，表面覆盖银白色鳞屑，刮除鳞屑可见薄膜现象及点状出血，自觉瘙痒明显，夜寐欠佳，心烦抑郁，善叹息，无脓疱、糜烂，无恶寒、发热，无关节疼痛，食纳可，二便调，口唇青紫，舌质暗红，边有瘀点，苔白，脉沉缓。既往月经延期，渐至经闭半年。经入院检查，血常规、肝功能、电解质、心电图未见明显异常。

【诊断】

西医诊断：银屑病（寻常型，重度，进行期）。

中医诊断：白疕。

【证型】血瘀气滞。

【治法】活血理气，祛瘀通络。

【方药】大黄䗪虫丸加减。赤芍12g，桃仁10g，虻虫3g，水蛭6g，䗪虫10g，酒大黄3g，熟地黄15g，酒黄芩12g，川芎10g，制香附12g，鳖甲（先煎）15g，鸡血藤30g。7剂，方中虻虫、水蛭研细末，余药水煎，以煎液吞服药末，每日1剂，分2次于早晚饭后温热服。

外治：5%黑豆馏油软膏，搽皮损处，适量，每日2次。

二诊：用上药后皮疹、鳞屑未再扩展与增厚，头部和双上肢皮疹有所好转，但下肢皮损仍肥厚。继用上方加当归15g、枳壳10g，以加强理气散瘀之功。7剂，水煎服，每日1剂，分2次于早晚饭后温热服。外治同前。

三诊：服上药后皮疹转薄，双上肢和躯干部皮疹消退明显。但时感瘙痒，舌质暗红，边有瘀点，苔白，脉沉。继用上方减黄芩，加丹参10g、桂枝10g，以加强通经活络之功。14剂，水煎服，每日1剂，分2次于早晚饭后温热服。外治同前。

四诊：躯干和双上肢皮疹基本消退，留有色素沉着斑，头部和双下肢尚有少量斑块。给予活血消疣胶囊，口服，每次5粒，每日3次，温开水送服。1个月后，全身皮疹消退，随访1年未复发。

按语：本案患者年近六七，"三阳脉衰于上""腠理始疏，荣华颓落"，且长年务农过劳，又月事早衰，导致五劳七伤，瘀血内停，营卫受阻，内不能滋养脏腑，外不能濡润皮肤。正如《金匮要略直解》言："夫人或因七情，或因饮食，或因房劳，皆令正气内伤，血脉凝积，致有干血积于中，而虚羸见于外也。血积则不能以濡肌肤，故肌肤甲错；不能营于目，则两目黯黑。"《金匮要略心典》亦曰："有挟瘀郁者，则此所谓五劳诸伤，内有干血者是也。……干血不去，则足以留新血而渗灌不周。"故治宜祛瘀生新，以大黄䗪虫丸活血搜络化瘀，以去其闭，兼以辛润濡其干、行其气。

案例二

孙某，男，42岁，已婚，宁夏银川人。2018年7月17日初诊。主因"全身泛发斑块，鳞屑伴瘙痒3年，加重2周"就诊。患者于3年前由于生意不顺，情志不遂，渐见双下肢皮肤泛发暗红色丘疹，自觉瘙痒，遂到当地医院皮肤科就诊，诊断为"寻常型银屑病"，经住院治疗后，临床症状好转。2周前，患者再次因恼气，情绪不宁，致皮损突然加重，并渐延及全身，尤以四肢斑块为著，皮损肥厚，瘙痒剧烈。遂来我院就诊，门诊以"寻常型银屑病"收住入院。入院症见：患者上下肢泛发暗红色斑块，头部、躯干部泛发大小不等、形态不规则的斑疹，覆以白色鳞屑，烦躁，瘙痒明显，无关节疼痛，无脓疱，舌质暗红，苔薄白，舌边瘀点，脉沉涩。否认既往高血压、糖尿病病史，无药物及食物过敏史。血常规、尿常规、便常规未见异常。生化示：甘油三酯2.16mmol/L。补体 C_3、C_4 未见异常。心电图示：完全性右束支传导阻滞。胸片和各部位 B 超检查未见异常。

【诊断】

西医诊断：银屑病（寻常型，重度，进行期）。

中医诊断：白疕。

【证型】血瘀气滞。

【治法】理气活血，化瘀通络。

【方药】血府逐瘀汤加减。桃仁10g，红花10g，当归15g，川芎10g，赤芍12g，生地黄15g，炒柴胡10g，枳壳12g，香附12g，川牛膝10g，白蒺藜12g。7剂，每日1剂，水煎服，每次200ml，分2次于早晚温服。

外治：5% 黑豆馏油软膏，搽皮损处，适量，每日2次。

二诊：患者躯干部、四肢斑块未再扩展，上下肢皮损较前变薄，部分皮损约蚕豆大小，浸润不厚，有少量脱屑，夜间偶有瘙痒，烦躁缓解，二便调，舌质暗红，苔薄白，脉沉涩。继以上方加鸡血藤30g、炙甘草10g，以养血健脾，使活血散瘀勿伤正。外治同前。

三诊：服上方14剂后患者头部、躯干、四肢红斑逐渐消退，皮肤瘙痒缓解，病情好转出院。嘱继以上方内服外用，1个月后，全身皮疹消退。

按语：《素问·举痛论》曰："百病生于气也。"本案患者长期心情抑郁，致肝气郁结，肝失疏泄，气机升降失常，心帅血贯脉而周行五脏六腑、四肢百骸功能失职，血行不畅，瘀滞经脉、肌肤，而见双上下肢暗红色斑块，躯干部红色点状斑疹，病久络脉瘀阻，瘙痒明显，覆以大量鳞屑。根据皮损形态特点当属白疕范畴，气郁导致血瘀，血瘀又加剧气机阻滞，四诊合参辨证为血瘀气滞证。人身之气，循行不息，升降有序，出入开阖，则全身气机调畅，推动津血周而往复，营运输布。本案正是由于气机怫郁，而致"血行失度"，留滞酿瘀。据《血证论》"凡有所瘀，莫不壅塞气道，阻滞生机""瘀血阻滞者，乃血阻其气，是血之咎，故破散其血而气自流通"，乃立活血散瘀之法，兼以理气通络，而达"血脉和利，精神乃居"（《灵枢·平人绝谷》）之旨。

3. 血燥气复

大凡燥性近于火热，但又不同于火热。盖感受燥邪，耗伤津液，致机体阴津亏虚；或银屑病致热邪伤阴，或湿邪化燥日久；素体津液不足，又反复受邪，邪留气分，蓄结营血，内不得疏泄，外不得透达，耗伤津液，肌肤干燥枯涩。无论是阴津亏损，还是实热伤津，皆不足以内溉脏腑、外润皮肤腠理，故皮损弥漫，色泽淡红，皲裂出血，皮肤干燥不泽，鳞屑白色，反复剥脱，瘙痒难忍，口干咽燥，唇焦，毛发孔窍枯槁，爪甲脆折，大便干燥，小便短赤等。吴鞠通《温病条辨》"秋燥之气，轻则为燥，重则为寒，化气为湿，复气为火"、朱丹溪"气有余，便是火"等，皆说明燥邪致病的特点及其转归的危害。

案例

杨某，女，38岁，宁夏石嘴山人。2019年10月11日初诊。主因"全身斑块伴鳞屑10年，加重1个月"就诊。患者于10年前无明显诱因头部出现散在丘疹，其上覆银白色鳞屑，之后每因感冒则皮损增多，延及躯干及四肢，皮肤广泛分布淡红色丘疹，部分融合成斑块。1个月前患者不慎感冒，皮损遂增多，便到当地医院就诊，诊断为"寻常型银屑病"，给予阿维A胶囊口服，每次1粒，每日3次。服后鳞屑增多，皮损较前加重。遂来我院就诊，门诊以"寻常型银屑病"收住入院。入院症见：患者神志清，精神可，全身皮肤泛发淡红色斑块、白色糠秕样鳞屑，腹部斑块扁平，双下肢皮损粗糙干裂，瘙痒剧烈，伴月经延期、量少、口干、咽燥、唇焦、大便干燥，小便短赤，舌质淡红，舌尖红，苔少，脉沉细。

【诊断】

西医诊断：银屑病（寻常型，中度，静止期复发）。

中医诊断：白疕。

【证型】血燥气复。

【治法】滋阴润肤，培元清燥。

【方药】养阴润肤汤加减。熟地黄15g，麦冬10g，当归10g，生地黄15g，白芍12g，鳖甲（先煎）15g，玄参15g，黄精15g，丹参15g，鸡血藤15g，制何首乌12g，珍珠母（先煎）30g。7剂，水煎服，每日1剂，分2次于早晚温服。

外治：5%黑豆馏油软膏，搽皮损处，适量，每日2次。

二诊：用上药后自觉瘙痒、口干、咽燥等症状好转，皮疹鳞屑仍旧，大便不干，余无不适，继用上方加山药30g，以加强益气养阴、培元清燥之功。7剂，水煎服。外治同前。

三诊：用上药后原有皮损逐渐消退，尤以双下肢皮疹消退明显，瘙痒缓解，鳞屑较前明显减少，舌质红，苔薄白，脉细。继用上方，鸡血藤加至30g，以加强养血行血、舒肤活络之功。14剂，水煎服。外治同前。

按语：本案患者正值"筋骨坚，发长极，身体盛壮"之令，却罹患银屑病，迁延辗转10余载，西方肺金当令之时，复感温燥之邪，病程日久，血热蓄积，内不得疏泄，外不得透达，致阴血耗损，伤营化燥，肌肤失于濡养而发病。根据"燥者濡之""经治之法，不外肺肾"，故治疗宜滋阴润肤、培元清燥，取甘凉濡润和咸寒滋液之品滋阴养血、润燥荣肤，生地黄、熟地黄并用，滋肾壮水，兼清降复气；臣玄参、麦冬甘淡而凉，壮水制火，滋阴润燥。"肾苦燥，急食辛以润之。开腠理，致津液，通气也"，臣当归、珍珠母，养血益阴，清降复气；"损其肺者，益其气"，故佐黄精、山药，培土生金，肺得滋润，治节有权，沉痼复安。诸药合用，阴液复生而肌肤得养。

4. 血虚气弱

气血是皮毛肌肤、四肢百骸、五脏六腑及其组织功能活动的物质基础，"气为血之帅，血为气之母"，血为气的活动提供了物质基础，气可生血、行血、摄血，气血和合，相互为用，相互促进，相互影响。凡素体虚弱，气血不足；或脾胃虚弱，化源不足；或血分蕴热，耗伤气血；或银屑病日久，大量脱屑，耗伤营血，气随血脱，均会引起血虚气弱证的发生。血虚则皮疹色淡，浸润较轻，皮肤干燥，脱屑呈糠秕样，瘙痒剧烈，病情反复缠绵，此起彼伏。

案例一

王某某，女，50岁，宁夏中卫人。2017年7月20日初诊。主因"全身丘疹伴鳞屑15年，加重2月余"就诊。患者于15年前无明显诱因背部出现散在丘疹，其上覆银白色鳞屑，遂到当地医院就诊，诊断为"寻常型银屑病"，给予甲氨蝶呤片、消银颗粒、阿维A胶囊等药物口服，皮损明显减少，瘙痒减轻。患者为求进一步治疗，来我院就诊，门诊以"寻常型银屑病"收住入院。入院症见：患者神清，精神可，全身散在分布淡红色斑块，尤以躯干部皮损较多，其上覆白色鳞屑，鳞屑干燥，皮损处无脓疱、无潮红，关节无疼痛，既往月经先期，经行量多，色淡红，体形偏瘦，面色萎黄，伴神疲乏力，头晕自汗，舌质淡红，边有齿痕，苔薄白，脉细弱。

【诊断】

西医诊断：银屑病（寻常型，中度，退行期）。

中医病证：白疕。

【证型】血虚气弱。

【治法】养血益气，和营润肤。

【方药】黄芪桂枝五物汤加味。炙黄芪30g，白术15g，当归12g，白芍12g，党参12g，茯苓15g，桂枝 10g，鸡血藤 30g，熟地黄15g，制何首乌15g，炙甘草10g，生姜10g，大枣12g。7剂，水煎服，每日1剂，分2次于早晚温服。

外治：5% 黑豆馏油软膏，外擦局部皮损处，每日2次。

二诊：用上药后鳞屑较前减少，瘙痒无明显缓解，睡眠差，余无不适，继用上方加珍珠母30g、首乌藤30g，以加强养血益阴通络之功。 7剂，水煎服，每日1剂，分2次于早晚温服。外治同上。

三诊：用上药后皮疹变薄，尤以背部皮疹消退明显，鳞屑减少，瘙痒明显缓解，舌质淡红，苔薄白，脉细弱。继用上方去桂枝，加肉桂（后下）6g，以加强温运阳气、鼓舞气血之功。14剂，水煎服，每日1剂，分2次于早晚温服。外治同上。

按语：本案患者从事教育工作，平时工作繁忙劳累，加之银屑病日久，致气血双亏，血虚不荣经脉，肌肤失养而辗转反复。病程日久，"久病必虚"，治疗当养血益气、和营荣肤。方中重用炙黄芪，甘温通阳，补益诸虚，固表和中，益元气，摄经血；桂枝汤调和营卫，营阴和阳，益卫升阳，入荣理血；党参、白术健脾益气生血，以助源泉生化。诸药合用，即《灵枢·邪气脏腑病形》"阴阳形气俱不足，勿取以针，而调以甘药"之意，既针对原发疾病治疗，又重以养血益气、和营荣表，使肌肤得以濡养。

案例二

陈某，女，36岁，已婚，宁夏银川人，2018年1月2日初诊。主因"头部、四肢泛发红斑、鳞屑4年，加重1个月"就诊。 患者4年前无明显诱因双上肢泛发绿豆大小红色丘疹，其上覆银白色鳞屑，自觉瘙痒，遂到我院皮肤科就诊，诊断为"寻常型银屑病"。经治疗后皮损逐渐消退，其后反复发作。1个月前患者无明显诱因原发皮损增多，面积增大，自觉瘙痒，为求进一步治疗，来我院皮肤科住院治疗。入院症见：头部泛发大量红斑，四肢散在分布红色丘疹、斑块，上覆银白色鳞屑，边界不清，瘙痒剧烈，伴面色㿠白，困倦乏力，纳差，舌质淡红，苔白腻，脉细弱。既往容易感冒，否认慢性病及传染病史，否认药物及食物过敏史。辅助检查血常规、尿常规、便常规、肝肾功能无明显异常，心电图、胸片未见异常。

脾胃为后天之本、气血生化之源，气血生化不足，无以荣面，而见面色㿠白；土为金母，脾胃虚弱，肺气先绝，四肢肌肉无所禀受，故困倦乏力、气短；脾胃虚弱，运化失健，津液代谢障碍，气化失司，水湿内停，成痰成饮；痰饮留滞经络，气血运行不畅；患者病程日久，耗气伤血，肌肤失养，泛生鳞屑、瘙痒；气虚不能摄血，血离经脉而斑疹色红；气虚血行不畅，瘀滞经脉，斑疹累累，鳞屑层叠；血虚无以濡养肌肤，而致肌肤甲错、瘙痒无度。舌质淡红，苔白腻，脉细弱，为气血虚弱的表现。综上所述，四诊合参，当辨证为血虚气弱证。

【诊断】

西医诊断：银屑病（寻常型，中度，静止期）。

中医病证：白疕。

【证型】血虚气弱。

【治法】益气养血，燥湿行滞。

【方药】人参养荣汤加味。黄芪30g，白术15g，党参15g，茯苓15g，当归12g，白芍12g，熟地黄15g，制何首乌15g，陈皮10g，鸡血藤15g，苍术10g，炙甘草6g。7剂，水煎服，每日1剂，分2次于早晚温服。

外治：5%黑豆馏油软膏，外搽局部皮损处，每日2次。

二诊：患者用药1周后，皮损瘙痒有所缓解，仍觉乏力、困倦。头皮散在红斑逐渐消退，四肢外侧散在淡红色斑块较前变薄，上覆银白色鳞屑。继用上方加半夏10g，7剂，水煎服。外治同上。

三诊：用药2周后，患者皮损瘙痒较前明显好转，头部散在红斑和四肢散在斑块缩小，鳞屑减少，无新发皮损，但仍觉乏力、汗出，舌质淡红，苔薄白，脉细弱。继用上方加肉桂（后下）6g，以温运阳气、鼓舞气血。外用药同前。又进14剂后皮损消退。

按语：本案患者面色㿠白，困倦乏力，舌质淡红、苔白、脉细弱始终伴随治疗前后，说明患者气血虚衰，生化乏源，尽管予大剂益气养血之品，一时尚无以充养久虚之体。诚所谓："夫面色萎白，则望之而知其气虚矣。""人之身，气血而已。气者百骸之父，血者百骸之母，不可使其失养者也。"（《医方考》）人参养荣汤主益气补血，治气血两虚之倦怠乏力、食少无味、惊悸健忘、形体消瘦、皮肤干枯、咽干唇燥、疮疡溃后气血不足、寒热不退、疮口久不收敛等症，及时随症伍以健脾燥湿之陈皮、半夏，荣养气血经脉之何首乌、鸡血藤，气血和合之血中润药当归、鸡血藤。诸药合用，益气养血，气旺则五脏六腑得健，血旺则四肢百骸得养，肌肤润泽，斑疹得退。

三、红皮病型银屑病诊治

红皮病型银屑病是一种少见而严重的银屑病。常因银屑病在急性进行期某些刺激因素，如外用刺激性较强或不适当的药物等引起；或用皮质类固醇、免疫抑制剂治疗，长期大量应用后突然停药或减撤太快而发生急剧扩散；或少数由寻常型银屑病演变而成，临床表现为剥脱性皮炎，皮肤弥漫性潮红，炎性浸润明显，覆以大量麸皮样鳞屑，不易脱落，有时可见正常皮岛；掌跖角质层增厚剥脱，指（趾）甲增厚、混浊，甚至脱落；伴发热、畏寒、头痛、关节痛、浅表淋巴结肿大、双下肢水肿；一般病程较长，消退后成典型的银屑病损害，愈后容易反复。患者除有皮肤损害之外，又因易反复、病程长而合并内脏损害，如慢性肾炎、心血管疾患、肝脏损害、内分泌紊乱等，其程度随着银屑病病情加重而加重、减轻而好转。因此，一旦进展为红皮病型银屑病，全身系统症状更加严重，甚至危及生命，及时规范治疗并控制疾病进展尤为重要。

案例

李某，男，56岁，已婚，宁夏固原人，2017年3月1日初诊。主因"全身皮肤弥漫性红斑、肿胀、脱屑2年，潮红2周"就诊。患者2年前与邻居争执斗殴后全身出现散在红色丘疹，约绿豆大小，瘙痒明显，遂到银川某医院就诊，诊断为"神经性皮炎"，经治疗后皮损好转。其后反复发作，大量红斑基础上出现鳞屑，再次到银川某医院就诊，诊断为"寻常型银屑病"，给予内服及外用药物。2周前，患者全身皮肤浸润潮红，大量脱屑，瘙痒明显，故来我院皮肤科就诊，门诊以"红皮病型银屑病"收住入院。入院症见：全身皮肤弥漫性潮红，炎性浸润明显，上覆大量银白色鳞屑，瘙痒剧烈，无水疱、脓疱，无关节疼痛，舌质红，苔黄腻，脉滑数。患者平素性情暴躁易怒，喜饮酒，喜食辛辣刺激食物，体质瘦弱。否认慢性病及传染病史，否认药物及食物过敏史。血常示：WBC $20.57 \times 10^9/L$、中性粒细胞绝对值$12.22 \times 10^9/L$，嗜酸性粒细胞26.3%，嗜酸性粒细胞绝对值$5.42 \times 10^9/L$；肝肾功能、电解质示：总蛋白63.6 g/L，谷草转氨酶60U/L；心电图、腹部B超未见异常。

患者素体瘦弱，"弱则阴气盛，故阳气不得经营"，"瘦人多火"，平素又性情暴躁易怒，喜饮酒，喜食辛辣刺激食物，易助火生疡；辛辣刺激食物损伤脾胃，则火邪乘之生大热；同时，脾失健运，水湿内停，蕴久化热，"热胜则腐肉"，肌肤出现痈疡疮毒，红肿高突；火热之邪易耗气伤津，故致全身皮肤弥漫性潮红、炎性浸润、肿胀、脱屑；火热之邪燔灼肝经，耗劫阴液，肌肤失于滋养濡润，全身迅速潮红，肌肤甲错，瘙痒无度。结合舌质红、苔黄腻、脉滑数之象，四诊合参，辨证为肝经湿热证。

【诊断】

西医诊断：红皮病型银屑病。

中医诊断：白疕。

【证型】肝经湿热。

【治法】清利肝经湿热。

【方药】龙胆泻肝汤加减。龙胆草10g，栀子12g，黄芩12g，泽泻12g，车前子（包煎）15g，川木通5g，生地黄20g，牡丹皮12g，白芍15g，金银花30g，连翘12g，白茅根15g，甘草6g。7剂，水煎服，每日1剂，分2次于早晚温服。

外治：5%普连膏，外搽局部皮损处，每日2次。

二诊：患者服药1周后，全身皮损瘙痒好转，双眼睑及面颊部潮红、脱屑稍有缓解，躯干部及四肢弥漫性红斑，无新发皮损，舌质红，苔黄腻，脉滑数。继予上方直折火邪，清利肝经湿热。外用药同前。

按语：本案有三个显著特点，一是热，二是急，三是泛。热者，全身皮肤弥漫性潮红，红肿高突；急者，2周时间，全身迅速生风动血，热灼脉络，迫血妄行，肌肤甲错，大量脱屑，瘙痒剧烈；泛者，皮损大于90%体表面积，低蛋白血症，炎性浸润明显，全身皮温较高。"诸暴强直，皆属于风。"暴指发病迅猛，猝然貌。"诸风掉眩，皆属于肝。"故用龙胆草清泻肝经实火，兼以除湿；黄芩、栀子苦寒泻火，燥湿清热；金银花、连翘甘寒护心，清热解毒；泽泻、川木通、车前子因势利导，渗湿泄热；白芍、生地黄、白茅根养血滋阴，兼以凉血止血，使耗伤血津得以及时补养，养血即补肝；"肝苦急，急食甘以缓之"，则遣入甘草。诸药合用，清中有补，利中有滋，降中寓升，祛邪而不伤正，故旋即折退病势，皮损及时得到控制。

四、脓疱型银屑病诊治

脓疱型银屑病多属禀赋不耐，复感湿热毒邪，外湿引动内湿，湿热毒邪蕴结肌肤，从而引发本病。湿热毒邪日久，蕴结肌肤，湿毒流窜入营，气营两燔，全身潮红，邪毒结聚，"热盛则腐肉，肉腐则为脓"。正如《诸病源候论》所云："湿热相搏，故头面身体皆生疮。"湿性黏腻，胶着难去，故缠绵难愈，反复发作；湿为阴邪，其性重浊、黏滞，易阻遏气机，损伤阳气，困遏脾胃，留滞经脉与肌腠皮肤。因此，本病在治疗过程中除了清热解毒除湿，还应注意到湿热易伤阴、阻遏气机的致病特点。

案例

牛某某，男，42岁，宁夏银川人。2018年5月8日初诊。主因"全身泛发红色丘疹、鳞屑伴瘙痒10年，复见大量脓疱2周"入院。患者10年前无明显诱因躯干部皮肤出现红色丘疹，以后逐渐扩散成片，自觉瘙痒，遂到当地某医院就诊，诊断为"寻常型银屑病"，给予内服和外用药物治疗后病情缓解。其后疾病反复发作，每遇发作便到当地诊所就诊，给予激素类药物肌肉注射，皮损好转。半个月前，患者无明显诱因腹部出现大量脓疱，脓疱密集，并逐渐延及全身，为求进一步治疗，来我院就诊，门诊以"泛发性脓疱型银屑病"收住入院。入院症见：患者神清，精神可，腹部、背部大量红斑基础上兼见淡黄色浅在脓疱，粟粒大小，密集分布，部分呈片状脓湖，肿胀疼痛，脓疱间可见正常皮肤，无糜烂、渗出，无恶寒、发热，食纳可，乏力，夜寐佳，二便调，舌质红，苔黄腻，脉滑数。

【诊断】

西医诊断：泛发性脓疱型银屑病。

中医诊断：白疕。

【证型】湿热蕴结。

【治法】清热解毒，利湿化浊。

【方药】甘露消毒丹加减。茵陈10g，滑石（包煎）30g，黄芩12g，连翘12g，石菖蒲10g，白术15g，藿香12g，白豆蔻（后下）12g，川木通6g，土茯苓30g，薏苡仁30g，苦参10g，牡丹皮12g，甘草6g。5剂，水煎服，每日1剂，分2次于早晚温服。

外治：局部皮损处外搽黄连粉，每日2次。

二诊：用上药后腹部脓疱部分干瘪，无新发脓疱，瘙痒减缓，舌质红，苔黄，脉濡。继用上方加黄柏10g，以加强清热燥湿、泻火解毒之功，7剂，水煎服。局部皮损处外搽5%普连膏，每日2次。

三诊：用上药后腹部脓疱大部分消退，局部干燥脱屑，无新发脓疱，瘙痒减缓，纳差，乏力，舌质红，苔薄黄，脉滑。治疗宜健脾益气、除湿解毒，方用除湿胃苓汤合薏苡竹叶散，14剂，水煎服。外治同前。随访2个月后全身皮疹基本消退。

按语：明代周文采《外科集验方·疥癣论》认为："夫疥癣者，皆由脾经湿热及肺气风毒客于肌肤所故也。"泛发性脓疱型银屑病病因病机多属风毒之邪侵犯肺、脾两脏，湿热蕴毒外发于肌肤所致。本案之病理关键在于湿热交争于气分，蕴酿成毒。故方用苦寒清热燥湿、芳香行气悦脾为一体的甘露消毒丹，俾湿热分解，上下分消，热清毒解，诸症缓解。风湿入里，困脾遏阳，脾失健运，不能为胃行其津液，津液运化输布障碍，故治宜健脾升阳、行气利湿、化浊解毒透邪，投以甘淡健脾、芳香化湿的除湿胃苓汤，联合辛凉淡渗之薏苡竹叶散，辛凉解肌表之热，甘淡渗在里之湿，使表邪从气化而散、里湿从膀胱而出，方收全功。

五、关节病型银屑病诊治

关节病型银屑病是一种累及皮肤和关节的炎症性病变。患者血清类风湿因子（RF）通常为阴性。本病易累及四肢远端指（趾）关节、骶髂关节和脊柱，大多数患者表现为慢性进行性过程。该病病情差异很大，严重者可迅速出现残毁性关节炎，表现为骨质侵蚀吸收和关节强直。关节病型银屑病常分为5种临床类型：远端指（趾）关节炎型、非对称性少数关节炎型、对称性多关节炎型、残毁性关节炎型、脊柱关节病型。

关节病型银屑病的治疗关键在于治疗皮损的同时控制关节炎症，维持关节功能，防止关节残毁。西医学通常选用甲氨蝶呤、雷公藤多苷、维A酸、环孢素A、氨苯砜、柳氮磺胺吡啶、小剂量糖皮质激素和生物制剂等进行治疗，这些药物联合应用可起到一定的治疗作用。

我们将关节病型银屑病常分为风湿痹阻型和肝肾不足型。疾病初期多为机体气血不足或脾虚湿蕴，复感风寒湿邪，痹阻经络，郁滞肌肤；病久则湿邪久羁，损伤筋骨，内舍肝肾；或因素体肝肾亏虚，筋骨失健，寒湿凝滞筋骨，外发肌肤。风湿痹阻型临床表现除有寻常型银屑病皮肤损害外，还伴有关节肿痛、屈伸不利，受累关节尤以手足小关节多见。肝肾不足型多因病程辗转、久治不愈，除有其他类型银屑病皮肤损害外，尚有指（趾）关节、四肢大关节或脊柱、骶髂关节肿痛，甚或僵直变形，活动受限，腰膝酸软，X线、MRI等影像学检查示受累关节积液、滑膜增厚、炎症明显，严重者关节变形、关节腔狭窄或骨质破损，CRP升高，ESR加快，RF阴性，脊柱或骶髂关节受累者HLA-B27阳性。

案例

郭某某，女，36岁，宁夏石嘴山人。2018年11月初诊。主因"全身丘疹伴鳞屑10年，双手足指（趾）关节肿胀变形2个月"就诊。患者10年前无明显诱因躯干部出现散在丘疹，其上覆银白色鳞屑，之后每因感冒皮损增多，部分融合成片。2个月前因不慎受冷后双手关节肿胀，自觉疼痛，遂到当地某医院就诊，诊断为"关节病型银屑病"，给予胸腺肽肠溶胶囊、雷公藤多苷片等药物治疗，疼痛有所缓解，但皮损较前增多。为进一步诊治，来我院门诊就诊。刻下症见：患者神清，精神可，面容痛苦，腹部、双下肢泛发红色斑块、鳞屑累累，腹部斑块呈地图样分布，双指（趾）关节肿痛，晨僵，双手中指、无名指远端关节变形，活动受限，每遇阴天或寒冷双手关节肿胀疼痛剧烈，尤以踝关节肿痛明显，睡眠差，食纳可，小便清，舌质淡红，边有齿痕，苔薄黄，脉弦滑。

【诊断】

西医诊断：关节病型银屑病。

中医诊断：白疕。

【证型】风寒湿痹。

【治法】蠲痹通络，温经祛斑。

【方药】桂枝芍药知母汤加味。桂枝12g，白芍12g，麻黄6g，白术15g，知母12g，防风12g，制川乌（先煎）6g，制草乌（先煎）6g，伸筋草15g，当归12g，威灵仙10g，天南星10g，海风藤15g，鸡血藤30g，生姜12g，独活12g，炙甘草10g。7剂，水煎服，每日1剂，分2次于早晚温服。

外治：10%黑豆馏油软膏，外搽局部皮损处，每日2次。

二诊：用上药后皮疹、鳞屑减少，关节肿胀疼痛略有缓解，余无不适。继用上方加穿山甲6g、地鳖虫10g，以加强活血祛瘀通络之功，7剂，水煎服。外用药同前。

三诊：用上药后皮疹变薄，尤以双下肢皮疹消退明显，双手关节疼痛明显减缓，双踝肿胀消退，舌淡红，边有瘀点，苔薄白，脉弦。继用上方减知母，加五加皮12g，以加强利湿通络、强筋骨、益肝肾之功，14剂，水煎服。外用药同前。同时，给予中药熏洗双手足治疗。

按语：本案系虚实并见、寒热错杂之难治性病证，然抓住了以下四个关键要素。一是患者全身泛发红色斑丘疹，伴鳞屑、瘙痒10年，复因风、寒、湿三气杂至而关节肿胀、僵直、疼痛2个月，辨病当属白疕和痹证范畴。二是病久多虚，病久多瘀，病久入络。患者气血虚弱，运化失职，湿痰停聚，留滞经络、皮肤、关节，则斑块叠起、鳞屑累累，血虚则肌肤失养，瘙痒剧烈，风寒湿邪留滞经络，痹阻气血，其性凝滞，故关节疼痛、肿胀、僵直，辨证当属气血虚弱、风寒湿痹、痰凝血瘀。三是白疕复加痹证，且迁延不愈；正虚邪恋，津凝为痰，瘀阻经络，由毛发及筋骨，母病及子，累及肝肾，肝肾亏虚，痰瘀痹阻。四是皮损和关节红肿，说明证候还有热象，既不同于单纯的风寒湿痹，又有别于风、寒、湿化热已甚之证，当属风、寒、湿渐次化热之证。故投以散寒祛风除湿并用、清热益阴温阳共施之桂枝芍药知母汤，随症加入化痰祛瘀、补益气血、滋养肝肾之品，而收其功。此所谓："五脏皆有合，病久而不去者，内舍于其合也。"（《素问·痹论》）"治外者，散邪为急；治脏者，养正为先。"（《医宗必读·痹》）方中鸡血藤、伸筋草、海风藤祛风通络，养血活血，以形治形，藤走关节、四肢，引领诸药直达病所；制川乌、制草乌旨在"非大辛大温，不能释其凝寒之害也"。同时，配合中药熏洗，加强局部治疗，以期达到内外兼治的效果。

六、掌跖脓疱病诊疗经验

掌跖脓疱病主要发生在四肢末端，其临床表现是手掌、足跖部红斑基础上出现无菌性小脓疱，粟粒至绿豆大小，脓疱位于皮下肌肉层，或伴指（趾）端红斑、脓疱，甲萎缩或甲脱落。脓疱常呈周期性发作，皮损加剧前常有严重的掌跖瘙痒或肿胀疼痛，日久则掌跖皮肤增厚、发红，鳞屑脱落。患者常有银屑病病史或银屑病家族史，或于身体其他部位可见银屑病损害。其病因病机多为患者素体脾胃虚弱或感受湿邪，或久居湿地，或饮食不节，或脾肾阳虚，导致湿邪内蕴，日久化毒或感受毒邪，湿毒互结，发于肌肤；或脾虚湿滞，酿久蕴毒；或脾虚日久，浊毒蕴结，致脓疱反复、缠绵不休。同时，有诸内必形于外，故须通过掌跖局部皮损准确辨识脏腑气血虚实盈亏。

案例一

胡某，女，53岁，已婚，宁夏银川人，2019年1月2日初诊。主因"双手掌部泛发脓疱伴脱屑5年，加重1年"就诊。患者5年前无明显诱因双手掌部出现粟粒至芝麻大小脓疱，脓疱呈黄褐色，黄白相间，自觉瘙痒，遂到当地医院就诊，给予复方氟米松软膏外搽皮损处，皮损好转，其后反复发作。1年前，患者由于过度劳累，又居住地潮湿，皮损再次发作，遂到我院门诊就诊。刻下症见：双手掌部泛发黄褐色丘疱疹、脓疱，粟粒至芝麻大小，无破溃，无糜烂，部分皮损脱屑，局部干燥、粗糙、皲裂，瘙痒剧烈，伴头晕乏力，舌质淡红，苔白腻，脉滑。辅助检查未见异常。

患者因"双手掌部泛发脓疱伴脱屑5年，加重1年"就诊，依据病史及临床特点辨病属于病疮范畴。患者过劳，劳则耗气伤脾，气虚则推动、温煦、固摄、气化、防御功能减退，温分肉、充皮肤、肥腠理、司开阖功能失职，四末失养，清阳不升，布散无力，发为丘疹；"今脾病不能为胃行其津液，四肢不得禀水谷气，气日以衰，脉道不利，筋骨肌肉皆无气以生"（《素问·太阴阳明论》），故水湿停滞，加之居住地潮湿，外湿引动内湿，发为脓疱；湿邪黏腻重浊，缠绵难愈，故迁延日久；湿遏卫阳，肤腠开阖失司，则皮肤瘙痒剧烈、干燥粗糙、皲裂；湿阻气机，清阳不升，浊阴不降，则头晕；气虚则血和津液生成、运行不足，脏腑四肢百骸失养而乏力；舌淡、苔白腻、脉滑皆为湿邪蕴阻之象。综合病机特点，当为脾虚湿滞，郁遏不宣。病位在肺脾。

【诊断】

西医诊断：掌跖脓疱病。

中医诊断：疬疮。

【证型】气虚湿遏。

【治法】芳香宣化，除湿泄浊。

【方药】藿朴夏苓汤加味。藿香12g，厚朴10g，半夏10g，茯苓15g，白豆蔻（后下）12g，薏苡仁30g，杏仁10g，泽泻12g，淡竹叶6g，生姜皮10g，苍术12g，忍冬藤30g。7剂，水煎服，每日1剂，分2次于早晚温服。

外治：5%普连膏，外搽局部皮损处，每日2次。

二诊：用上药后，双手掌部脓疱逐渐消退，脱屑、瘙痒好转，无新发脓疱。继用上方，并加入防风10g、土茯苓30g，以祛湿邪蕴遏阻滞经络之浊毒，继服7剂。局部皮损处给予中药熏洗，方用苦参汤加味，具体方药如下：苦参30g，枯矾30g，黄连15g，马齿苋30g，地肤子30g，侧柏叶30g，秦艽30g。上方加水煎至5000ml，熏洗双手掌部皮损，每日1剂，分2次早晚熏洗，外用药膏同前。

三诊：用上药后，双手掌部脓疱消退，脱屑明显，无新发疱疹，无瘙痒。予二诊口服方药去淡竹叶、忍冬藤、土茯苓，加黄芪30g、白术15g，以加强益气健脾、利湿托疮之功。熏洗方去苦参，加当归30g，以养血通络润肤。各予14剂。外用药膏同前。

按语：疬疮相当于现代医学的掌跖脓疱病。本案的病理关键是气虚湿遏。气虚则血和津液生成不足；气化失常，运行迟缓，致血虚血瘀，水液停滞。湿邪为患，致水湿蓄积停滞，或聚而成结，或停而为痰，或留而为饮，或积而成水，停留日久，湿热蕴结，化浊成毒，留滞经络，外窜肌肤，酿脓成疮。本案患者由于过劳伤气，外湿引动内湿，湿邪阻遏，化浊蕴毒，酿脓成疮。故治以芳香宣化、除湿泄浊之法，辛香、苦温、淡渗同用，外宣肌腠之郁，内通三焦气机，兼以益气扶正，使表里湿浊分解祛除。同时外用苦温燥湿的苦参汤熏洗、清热解毒的普连膏直接作用于病灶局部，起到内外兼治的作用。

案例二

何某，男，38岁，已婚，宁夏银川人，2018年6月3日初诊。主因"双足跖部泛发脓疱、脱屑2年，双手掌部泛发脓疱3个月"就诊。患者2年前无明显诱因双足跖部出现黄白色脓疱，无渗出，无糜烂，未予重视。自己购买激素类药膏外用，皮损好转。其间反复发作。3个月前患者双手掌、双足跖部泛发黄色脓疱，脓疱密集，无脱屑，自觉瘙痒。遂到我院皮肤科就诊，诊断为"掌跖脓疱病"。刻下症见：双手掌、双足跖部泛发粟粒大小脓疱，黄白相间，密集分布，自觉瘙痒，伴脘腹胀满，怠惰嗜卧，舌质淡，舌体胖大，苔白腻，脉濡缓。既往史：否认高血压、糖尿病病史，否认肝炎、结核等传染病病史。辅助检查血常规、尿常规、便常规、胸片、心电图未见异常。

患者因"双足跖部泛发脓疱、脱屑2年，双手掌部泛发脓疱3个月"就诊。脾为太阴沃土，居中州而主运化，其性喜燥恶湿，脾虚失运，气机受阻，水湿停滞，遏阻中焦，留滞经络，蕴结肌肤，化浊成毒，酿脓为疮；脾主四肢肌肉，湿邪循经流注四肢末端，故可见双手、双足部脓疱；湿邪阻滞，气血运化失常，气血不和，肌肤失养，则瘙痒明显；脾虚则气机升降失调，胃失和降，则脘腹胀满；湿为阴邪，重浊黏腻，故怠惰嗜卧；舌淡体大、苔白腻、脉濡缓为湿邪郁阻脾胃、运化失司之象。依据病史及皮损特点，辨病当属瘑疮范畴。四诊合参，辨证为脾虚湿蕴证。

【诊断】

西医诊断：掌跖脓疱病。

中医诊断：瘑疮。

【证型】脾虚湿蕴。

【治法】健脾燥湿，温阳泄浊。

【方药】除湿胃苓汤加味。苍术12g，厚朴10g，陈皮10g，薏苡仁30g，茯苓15g，白术15g，猪苓10g，泽泻15g，桂枝6g，土茯苓30g，通草6g，炙甘草6g。7剂，水煎服，每日1剂，分2次于早晚温服。

外治：局部皮损处用黄连膏外搽，每日2次。

二诊：用上药后，双足、双手部脓疱开始消退，未见新发脓疱，自觉乏力，纳差，舌质淡红，苔薄白，脉濡缓。根据"湿胜则阳微"之理论，治宜加强温阳化气、健脾利湿之力，故方用参苓白术散合五苓散加减，具体方药如下：党参15g，白术15g，茯苓15g，泽泻12g，陈皮10g，山药15g，砂仁（后下）6g，薏苡仁30g，桂枝6g，猪苓10g，忍冬藤30g，连翘12g，炙甘草6g。14剂，水煎服。外用药膏同前。

按语：掌跖脓疱病是一种发生于掌跖部位，在红斑基础上出现周期性深层无菌性脓疱，常伴角化、脱屑的慢性复发性皮肤病。本案的病机特点是脾虚湿滞，气机升降失调，水湿内停，化浊酿脓。其病位在脾胃，病性为本虚标实，治疗当以健脾利湿为主，兼以温阳化气、泄浊排脓，脾健则运化有权，气化则湿化，湿化则浊去。故遣以辛香苦温、益气健脾和中的平胃散，以健脾燥湿、行气化湿。"湿多热少，则蒙上流下"。故施以甘淡渗利、温阳化气的五苓散，使水湿浊邪由小便而去，湿去脾健，气机调畅，肌肤得养。再以参苓白术散图治本之法，补中气、渗湿浊、行气滞，达脾气健运、湿浊得去、诸症自除之效。

案例三

白某，女，64岁，已婚，宁夏银川人，2017年6月9日初诊。主因"双手、双足掌跖部泛发红斑、脓疱伴瘙痒8年，加重2周"就诊。患者8年前无明显诱因左足跖部泛发脓疱，脱屑，自觉瘙痒，未予重视。其后双手掌部也出现类似皮损，手足脓疱密集分布，伴干燥、脱屑，瘙痒剧烈，遂到我院皮肤科就诊，诊断为"掌跖脓疱病"，给予中药汤剂服用，皮损好转。其间反复发作。2周前，患者双手掌及左足跖部原发皮损增多，瘙痒加重，由门诊以"掌跖脓疱病"收住入院。入院症见：双手掌部潮红，脱屑，黄褐色脓疱密集，双足跖部泛发红斑，色鲜红，有粟粒样密集脓疱，口干口苦，大便干，小便黄，无恶寒发热，舌质红，少苔，脉滑。既往高血压病史3年（160/90 mmHg），口服北京降压零号控制血压。否认肝炎、结核等传染病病史，无输血史，无外伤史，无药物、食物过敏史。辅助检查随机血糖6.2mmol/L，血常规、尿常规、肝肾功能无异常。

患者年逾六旬，气阴衰半，然又患病8年，辗转反复，更致耗气伤阴、气血失和。复至炎夏盛暑之季，易感暑热病邪，兼夹湿邪，郁阻气机，困遏脾胃，弥漫三焦，与素有蕴蓄不解之邪相加，成湿热毒邪，诚如尤在泾所说："毒者，邪气蕴蓄不解之谓。"湿热毒邪蕴结壅滞，攻窜流走，内攻脏腑，则伤络动血；外窜经络、肌腠，则斑疹鲜红，出现脓疱丹痧；毒瘀互结，则红肿痛痒，甚则皲裂糜烂；火热炎上，则口苦；湿热毒邪耗伤阴液，则口干、便干；湿热下注，则溲黄；舌红，少苔，脉滑者，为湿热毒盛、耗伤阴液之象。依据病史及皮损特点，辨病当属痛疮范畴；证属湿热毒盛、动络伤阴；其病位在肝脾；病性为本虚标实。

【诊断】

西医诊断：掌跖脓疱病。

中医诊断：痛疮。

【证型】湿热毒盛，动络伤阴。

【治法】清化湿热，解毒祛斑。

【方药】甘露消毒丹合秦艽丸加味。金银花30g，连翘12g，秦艽12g，漏芦12g，黄连6g，土茯苓30g，乌梢蛇12g，槐花15g，苦参10g，虎杖12g，牡丹皮10g，赤芍12g，生地黄20g，甘草6g。7剂，水煎服，每日1剂，分2次于早晚温服。

外治：黄连膏，外搽掌跖皮损处，每日2次。

二诊：用上药后，脓疱部分消退，但局部浸渍、浸润，皮损肥厚，掌跖基底部鲜红，舌质红，苔黄腻，脉滑。证系热势败退，但湿邪尚著，故继用上方减乌梢蛇、虎杖、金银花，加忍冬藤30g、生薏苡仁30g、滑石（包煎）30g。7剂，水煎服，服法同上。外用药同上。宗上方治月余而收功。

按语：《医宗金鉴》曰："此证生于指掌之中，形如茱萸，两手相对而生。亦有成攒者，起黄白脓疱，痒痛无时，破津黄汁水，时好时发，极其疲顽，由风湿客于肤腠而成。"由此可见，痛疮的发生发展与湿关系极为密切。本案患者年逾六旬，心气始衰，脾气虚，血气懈惰，皮肤枯槁，故风湿之邪易于侵袭肌肤血气，郁久化热，湿热交蒸，铄石流金，蕴酿成毒，而致掌跖部斑疹、脓疱、红、肿、热、痛。故以清化湿热、解毒祛斑为法。遣以芳香化湿、苦寒清热燥湿、淡渗利湿与悦脾和中、解毒益阴之品，利湿清热并重，兼以化浊解毒，令湿热浊毒俱去，诸症得除。

案例四

齐某，女，65岁，已婚，宁夏银川人，2018年7月6日初诊。主因"双手掌部泛发红斑、脓疱、脱屑、瘙痒3年，加重1个月"就诊。患者3年前由于饮食不节，双手掌部相继出现大小不等红斑，兼见粟粒大小水疱及脓疱，皮肤增厚，覆以片状鳞屑，曾就诊于当地某医院皮肤科，诊断为"掌跖脓疱病"，经治疗皮损好转。2年来，双手掌部皮损反复发作，皮损面积不断扩大。1个月前，患者双手掌部突发大量密集淡黄色脓疱，为求进一步治疗，到我院就诊，门诊以"掌跖脓疱病"收住入院。入院症见：双手掌部泛发暗红色斑片，兼见黄褐色粟粒样水疱和脓疱，部位深在，皮肤粗厚，弹性减弱，脱屑、皲裂，尤以掌心、拇指、小指为著，自觉瘙痒，纳差，乏力，舌质淡，舌体胖大，边有齿痕，苔薄白，脉细缓。否认慢性病及传染病病史，否认药物及食物过敏史。辅助检查血常规、尿常规、生化、心电图、胸片未见异常。

患者由于饮食不节，损伤脾胃，脾胃升降失常，运化失健，则聚湿生痰；水湿内停，蕴而化毒，湿毒蕴久化热，浸淫肌肤，则双手掌部红肿热痒，成疮为脓。诚所谓："高粱之变，足生大丁。""多食咸，则脉凝泣而变色；多食苦，则皮槁而毛拔；多食辛，则筋急而爪枯；多食酸，则肉胝䐢而唇揭；多食甘，则骨痛而发落。"（《素问·五脏生成》）脾主四肢肌肉，脾虚则营气不足，气血不能濡养四肢，故纳差、乏力；舌质淡、边有齿痕、苔薄白、脉细缓为湿邪蕴阻脾胃、气机升降失常之候。

【诊断】

西医诊断：掌跖脓疱病。

中医诊断：瘑疮。

【证型】湿毒蕴阻。

【治法】燥湿化浊，解毒运脾。

【方药】平胃散合薏苡竹叶散加减。苍术12g，厚朴10g，陈皮6g，半夏10g，薏苡仁30g，茯苓15g，白豆蔻（后下）6g，滑石（包煎）15g，连翘12g，忍冬藤30g，通草6g，防风10g。7剂，水煎服，每次200ml，分2次于早晚温服。

外治：黄连膏，外搽双手掌皮损处，每日2次。

二诊：用上方后水疱较前减少，部分脓疱干枯结痂，无新发脓疱，瘙痒较前减轻，仍感皮肤干燥，纳差、乏力，舌质淡，苔薄白，脉沉缓。辨证为脾虚湿蕴，热邪减轻，湿邪久留不去，上方去忍冬藤，加炙甘草6g，继服7剂。外用药同上。

三诊：患者掌部水疱和脓疱基本消退，无新发皮损，瘙痒缓解，纳可，但掌部暗红色斑块尚存，皮肤干燥、脱屑，舌质淡，苔白，脉沉细。辨证为湿邪渐去，脾胃虚弱，气机升降失调，治宜健脾益气、燥湿化浊，上方去滑石、连翘、通草，加党参12g、藿香10g、佩兰10g、当归12g，7剂，水煎服。外用药同前。

经治1个月痊愈出院。

按语：本案患者由于饮食失宜，损伤脾胃，导致脾胃升降失常、运化失健、聚湿生痰、郁久化热、蕴毒酿脓、变生痈疮。《素问·生气通天论》指出："味过于酸，肝气以津，脾气乃绝；味过于咸，大骨气劳，短肌，心气抑；味过于甘，心气喘满，色黑，肾气不衡；味过于苦，脾气不濡，胃气乃厚；味过于辛，筋脉沮弛，精神乃央。"故治当燥湿化浊、解毒运脾，施以辟恶强脾的平胃散，燥湿以运脾，行气以祛湿，予利湿化浊解毒之薏苡竹叶散，辛凉解肌表之热，辛淡渗在里之湿，俾表邪从气化而散、里邪从小便而去、浊毒由表里分解。两方合用，湿热清利，浊毒化解，湿去脾健，气机调畅，诸症得除。

第三节　经验方撷英

"医善用方，如将善用兵。"治疗银屑病当重视经方和时方的灵活运用。经方组方严谨，义理精深，为医者圭臬，应认真分析效法。时方应环境影响和疾病演变，乃历代医家临床经验之结晶，亦当掌握真谛，借鉴运用，并在临床实践中不断总结创制新方。因此，要善于撷经方之义理、时方之经验，圆机活法，知常达变，遣方用药不落俗套，临床上才会获得良效。

一、合皮荣毛方

肺主气，司呼吸，水谷精微通过肺的宣发、肃降而疏布全身皮肤。外邪侵犯肌肤，首先由皮毛而入，继则深入脏腑。临证中，多种皮肤病发病与肺相关，银屑病的发生、发展及反复发作也与肺密切相关。

1.桂枝汤（《伤寒论》）

【组成】桂枝10g，芍药10g，炙甘草6g，生姜10g，大枣3枚。

【功用】解肌发表，调和营卫。

【辨证要点】自汗，恶风，发热；皮损淡红，鳞屑细小，自觉瘙痒；肌肉拘急痒痛；舌质淡红，苔薄白，脉浮缓无力。

【方解】本方主要用于治疗银屑病风寒袭表、营卫失调证。柯韵伯曰："此为仲景群方之魁，乃滋阴和阳、调和营卫、解肌发汗之总方也。"桂枝汤药物虽少，但配伍精当。方中桂枝辛温色赤，可入心经，温经通阳达表，具有解肌发表、祛风散邪的作用，为君药；芍药酸甘入肝经，滋阴养血、敛阴和营，为臣药；与桂枝相配，可奏调和营卫之功，营卫同治，邪正兼顾，两药相辅相成，桂枝得芍药，汗而有源，芍药得桂枝，滋而能化，又制约桂枝辛燥走散之弊，同时相制相成，散中有收，汗中寓补。生姜辛温，助桂枝辛散表邪，以祛邪达表；大枣味甘，辅芍药益阴养血。桂芍相须，姜枣相得，刚柔相济，相得益彰。炙甘草调和诸药，合桂枝辛甘化阳以实卫，合芍药酸甘化阴以和营，为佐使药。全方开中有补，散中有收，邪正兼顾，阴阳同调。

【医案举例】李某，女，10岁，学生。初诊日期：2017年1月18日。

【主诉】全身红斑、鳞屑伴瘙痒3个月，加重10天。

【病史】3个月前，患者因外感风寒而全身出现红斑，其上覆银白色鳞屑，瘙痒剧烈，在外院诊断为"寻常型银屑病"，给予卡泊三醇软膏局部外搽皮损处，皮损有所减退。10天前患者再次不慎外感风寒，全身出现新发红色斑丘疹，瘙痒明显，恶寒、汗出、头痛，纳食欠佳。

【专科情况】全身皮肤散在分布红色斑丘疹，尤以躯干部、双下肢伸侧明显，鳞屑呈银白色，刮去鳞屑可见薄膜现象和点状出血，有同形反应，自觉瘙痒明显。

【望、闻、切诊】舌质淡红，苔薄白，脉浮缓。

【诊断】

中医辨病辨证：白疕（风寒表虚证）。

西医诊断：寻常型银屑病（进行期，轻度）。

【治法】调和营卫，散风止痒。

【方药】桂枝汤加味。桂枝10g，白芍10g，土茯苓20g，荆芥穗6g，白术10g，徐长卿15g，生姜10g，大枣10g，僵蚕10g，夜交藤20g，炙甘草6g。7剂，水煎服，每日1剂，分早晚温服。

外用：消银膏，外搽局部皮损处，每日2次。

二诊：患者恶寒、汗出、头痛等症状缓解，未见新发皮损，瘙痒明显缓解。上方去荆芥穗，加入防风10g、鸡血藤15g，以祛风养血和血，继服14剂后皮损基本消退。

【按语】《素问·阴阳应象大论》载"其在皮者，汗而发之""因其轻而扬之"。本方通过微微汗出，使病邪从肌表发散而解。徐彬《金匮要略论注》指出："桂枝汤，外证得之，解肌和营卫；内证得之，化气调阴阳。"因此，本方不仅通过汗法使在表之邪从表而散，而且调和营卫，凡头痛发热、恶风恶寒、脉浮而弱、汗自出者，无论中风、伤寒、杂病，皆可用之。本案风寒之邪侵袭肌表，内不得疏泄，外不得透达，郁于肌肤而发，故见皮肤出现红色斑丘疹，自觉瘙痒；舌质红，苔薄白，脉浮缓，为风寒侵袭、营卫失和之象。结合前贤对桂枝汤的认识和笔者临床体会，深感此方不仅对外感表虚证有较好疗效，且在诸多皮肤病的治疗方面也有显著疗效。

2. 麻黄汤（《伤寒论》）

【组成】麻黄10g，桂枝6g，杏仁6g，炙甘草3g。

【功用】发汗解表，宣肺平喘。

【辨证要点】发热，喘而无汗，恶寒，体痛；皮损肥厚，鳞屑累累，斑疹暗红；鼻中干燥或咳喘而胸满，头身酸痛，喜热，遇阴冷潮湿则加重；舌质淡红，苔薄白，脉浮紧。

【方解】本方用于治疗银屑病外感风寒、肺气失宣证。方中麻黄苦辛性温，归肺与膀胱经，善开腠发汗，祛在表之风寒，宣肺平喘，开郁闭之肺气，为君药；桂枝透营达卫，解肌发表，温通经脉，既助麻黄解表，使发汗之力倍增，又畅行营阴，为臣药，二药相须为用；杏仁宣降肺气，与麻黄相伍，一宣一降，加强宣肺平喘之功，以恢复肺气之宣降，为佐药；炙甘草既能调和麻、杏之宣降，又能缓和麻、桂相合之峻烈，使汗出不致过猛而耗伤正气，为使药而兼佐使之用。本方配伍特点有二：一为麻、桂相须，发卫气之闭以开腠理，透营分之郁以畅营阴，则发汗解表之功益彰；二为麻、草相使，宣补相因，则宣肺益气之效著。

【病案举例】王某某，男，12岁，学生。初诊日期：2018年11月7日。

【主诉】全身泛发斑丘疹、鳞屑2个月，加重1周。

【病史】患者2个月前无明显诱因头部出现红色斑丘疹，上覆银白色鳞屑，遂到当地医院皮肤科就诊，诊断为"寻常型银屑病"，给予复方氟米松软膏局部外搽，皮损好转。1周前，患者不慎又外感风寒，全身出现散在红色斑丘疹，上覆银白色鳞屑，以躯干部为著，伴恶寒，无汗，头痛，身痛，咳喘咯痰。

【专科情况】全身皮肤散在分布暗红色斑丘疹，躯干及头部尤著，鳞屑呈银白色，刮去鳞屑可见薄膜现象和点状出血，自觉瘙痒明显。

【望、闻、切诊】形体壮实，斑疹色暗红、肥厚，散在分布，鳞屑厚积，舌质淡红，苔薄白，脉浮紧。

【诊断】

中医辨病辨证：白疕（风寒袭表证）。

西医诊断：寻常型银屑病（进行期，中度）。

【治法】发散风寒，解肌祛斑。

【方药】麻黄汤加味。麻黄10g，桂枝6g，杏仁 6g，皂角刺6g，苍术10g，白术10g，紫苏叶（后下）10g，鸡血藤15g，僵蚕10g，夜交藤15g，苍耳子（先煎）10g，炙甘草6g。7剂，水煎服，每日1剂，分早晚温服。

外用：10%黑豆馏油软膏，外搽局部皮损处，每日2次。

二诊：患者恶寒、无汗、头身疼痛及咳喘症状缓解，未见新发皮疹，原发斑丘疹瘙痒减缓，鳞屑减少。按前方继服14剂后，皮损逐渐消退。

【按语】麻黄为发汗峻药，可祛在表之风寒，开闭郁之肺气，佐以桂枝透营达卫，解肌发表，温通经脉，既助麻黄解表，又畅行营阴，祛斑止痒；杏仁降利肺气，宣肃气机；炙甘草缓急止痒、调和诸药。故本方可治外感风寒表实无汗、皮肤斑丘疹瘙痒者。章虚谷曰："因此方纯乎发表，故先煮麻黄，又用甘草以缓其性，使阳气周遍，以取微似有汗。若发汗迅速，大汗淋漓，阳气不及周行而外奔，其邪反未能出也，故甘草只用一两，不同桂枝汤之甘草重用，取其守中，为调营卫之法；此为治寒伤营之主方也。"尤在泾谓："人之伤于寒也，阳气郁而成热，皮肤闭而成实，麻黄轻以去实。"《神农本草经》谓：麻黄"味苦温。主中风伤寒头痛……发表，出汗……止咳逆上气，除寒热"。临证中，本方多用于斑块状银屑病，体质壮实、心阳不虚，外感风寒表实证者。

3. 人参败毒散（《太平惠民和剂局方》）

【组成】柴胡、前胡、羌活、独活、枳壳、桔梗、茯苓、川芎各10g，炙甘草、人参各6g，生姜、薄荷各3g。

【功用】益气解表，散寒祛湿。

【辨证要点】素体气虚，又外感风寒湿邪表证。恶寒发热，无汗，头项强痛，肢体酸痛，乏力，咳嗽有痰，鼻塞声重，胸膈痞满；全身泛发斑疹、丘疹，斑疹淡红，鳞屑黏腻，自觉瘙痒；舌质淡红，苔白，脉浮无力。

【方解】本方主要用于治疗银屑病肺脾气虚、外感风寒湿邪证。方中羌活、独活辛温解表，通治全身风寒湿邪，并能祛风止痛，共为君药；川芎行气活血，并能祛风，为血中之气药；柴胡发表解肌，且能行气，助君药以解表祛邪外出，共为臣药；枳壳苦温、理气宽中，前胡祛痰降气，桔梗宣肺，茯苓健脾渗湿，共为佐药，以益气健脾、渗湿除痰；人参益气，扶正祛邪，解表除湿；炙甘草益气和中，生姜、薄荷发散外邪，共为佐使药。诸药相合，共奏益气解表、散寒祛湿之功。

【医案举例】徐某某，女，32岁，公务员。初诊日期：2018年11月14日。

【主诉】全身泛发暗红色斑块、鳞屑10年，加重1周。

【病史】10年前，患者全身泛发红斑、丘疹，上覆鳞屑，自觉瘙痒，曾在外省医院诊断为"寻常型银屑病"，给予外用药物治疗，病情好转，但部分皮损暗红肥厚，鳞屑增多。1周前，患者由于过度劳累复加外感风寒而出现咽痛，头身疼痛，鼻塞咳嗽，畏寒无汗，体倦懒言；躯干部新发点滴状红色丘疹。

【专科情况】全身散在分布暗红色斑块，皮损肥厚，其上覆银白色鳞屑，刮去鳞屑可见点状出血及薄膜现象，躯干部散在分布红色丘疹，自觉瘙痒。

【望、闻、切诊】舌质淡红，苔白，脉浮无力。

【诊断】

中医辨病辨证：白疕（表虚外感证）。

西医诊断：寻常型银屑病（进行期，中度）。

【治法】益气解表，散寒祛湿。

【方药】人参败毒散加减。党参15g，茯苓12g，川芎10g，羌活12g，独活12g，前胡10g，枳壳12g，桔梗10g，土茯苓30g，紫苏叶（后下）12g，柴胡10g，炙甘草6g。7剂，水煎服，每日1剂，分早晚温服。

外用：消银膏，外搽局部皮损处，每日2次。

二诊：服用上方后自觉咽痛、头身疼痛、咳嗽、畏寒等症状缓解，未见新发丘疹，舌质淡红，苔薄白，脉浮缓。在原方基础上去党参，加入黄芪30g、僵蚕12g、半夏12g，以加强益气健脾、除湿之功。7剂，水煎服，每日1剂，分早晚温服。外治宗前。后服六君子汤14剂后皮损基本消退，临床治愈。

【按语】银屑病患者免疫力低下，容易感受外邪。《医宗金鉴·内消治法歌》说："内消表散有奇功，脉证俱实用最灵，脉证俱虚宜兼补，发渴便秘贵疏通。"这说明本方具有内消外散之功。喻嘉言《寓意草》指出："盖人受外感之邪，必先发汗以驱之，其发汗时，惟元气大旺者，外邪始乘药势而出；若元气素弱之人，药虽外行，气从中馁，轻者半出不出，留连为困，重者随元气缩入，发热无休，去生远矣。所以虚弱之体，必用人参三五七分，入表药中，少助元气，以为驱邪之主，使邪气得药，一涌而去，全非补养虚弱之意也。"此治之关键，即在于扶正药得祛邪药则补不滞邪，无闭门留寇之弊；祛邪药得扶正药则解表不伤正，相辅相成，而诸症内消外散。

4. 桂枝麻黄各半汤（《伤寒论》）

【组成】桂枝10g，麻黄、芍药、杏仁、生姜、炙甘草、大枣各6g。

【功用】疏解表邪，调和营卫。

【辨证要点】发热恶寒，热多寒少，一日二三度发，无汗，面红；斑疹淡红，身痒；舌质淡红，苔薄白，脉浮缓。

【方解】本方主治外感风寒多日，正气虚弱，邪气势减未解，出现营卫不和而复为表邪闭郁，以致面赤斑疹、身体发痒、发热恶寒、热多寒少之银屑病。病情介于表实与表虚之间，故立桂枝麻黄各半汤，既调和营卫，又达表发汗，因势利导。方中麻黄、桂枝、生姜辛甘发散，配芍药、炙甘草、大枣酸收甘缓，刚柔相济，以达小汗祛邪而又不伤正气。

【医案举例】刘某，男，31岁，个体从业者。初诊日期：2019年11月14日。

【主诉】全身泛发暗红色斑块、鳞屑12年，加重2周。

【病史】12年前，患者双下肢出现红色丘疹，自觉瘙痒，未予重视，其后渐延及全身而出现红斑、丘疹，上覆鳞屑，自觉瘙痒，在当地医院诊断为"寻常型银屑病"，给予口服及外用药物（具体药物不详），皮损好转。2周前，患者不慎受凉后出现发热恶寒、无汗、肢体酸困、面红、皮肤瘙痒、躯干部皮损增多、鳞屑不易脱落等症状。

【专科情况】全身散在分布斑块，色泽暗红，上覆银白色鳞屑，躯干新发粟米至黄豆大小红色丘疹，瘙痒剧烈。

【望、闻、切诊】舌质淡红，苔薄白，脉浮缓。

【诊断】

中医辨病辨证：白疕（银屑病日久不愈兼表郁）。

西医诊断：寻常型银屑病（进行期，中度）。

【治法】祛风散寒，和营解表。

【方药】桂枝麻黄各半汤加味。桂枝10g，麻黄6g，芍药6g，生姜6g，黄芪30g，防风10g，土茯苓30g，羌活6g，独活6g，茯苓12g，丹参15g，川芎6g，炙甘草6g，大枣10g。7剂，水煎服，每日1剂，分早晚温服。

二诊：服上方后，患者发热恶寒、肢体酸困、皮肤瘙痒诸症缓解，未有新发皮损，舌质淡红，苔薄白，脉浮细。上方加当归12g、白术15g养血活血，服用7剂后，皮损逐渐消退。

【按语】本案患者重病缠身12年，复感风寒2周，风寒侵袭营卫，营卫奋起抗邪，正邪相争，则发热；卫气抗邪而不能固护于外，则恶寒；邪气虽不胜正气，但又留结不去，则热多寒少；正邪抗争而充斥于上，则面色赤；邪气欲去而未去且浸淫皮肤，而发斑疹伴瘙痒；舌质淡，苔薄白，脉浮缓，均为太阳伤寒轻证。治当解表散邪，小发其汗，使邪去病除。

5. 银翘散（《温病条辨》）

【组成】金银花30g，连翘12g，牛蒡子12g，桔梗12g，薄荷（后下）6g，淡竹叶6g，荆芥穗6g，淡豆豉6g，甘草6g，芦根10g。

【功用】辛凉透表，清热解毒。

【辨证要点】发热，微恶风寒，无汗或有汗不畅；咽喉肿痛，口渴；肌肤斑疹、丘疹，色红，瘙痒；舌质红，苔薄黄或薄白，脉浮数。

【方解】本方主要用于治疗银屑病外感风热、卫气被郁、肌肤发斑证。方中金银花、连翘气味芳香，既疏散风热、清热解毒，又辟秽化浊、透散卫表邪热、清解邪结成毒及秽浊之气，故重用为君药；薄荷、牛蒡子辛凉，疏散风热，清利头目，解毒利咽；荆芥穗、淡豆豉辛而微温，解表散邪，配入辛凉解表方中，增强辛散解表之力，以上四药俱为臣药；桔梗开宣肺气而止咳利咽，为佐药；甘草既可调和诸药、护胃安中，又合桔梗利咽止咳，为使药。全方合用，而奏辛凉透表、清热解毒之功。

【医案举例】吴某某，男，12岁，学生。初诊日期：2019年3月21日。

【主诉】全身泛发红色斑丘疹、鳞屑6年，加重3天。

【病史】6年前，患者全身出现红斑、丘疹，上覆鳞屑，自觉瘙痒，在外省医院诊断为"寻常型银屑病"，给予外用药物（具体药物不详），皮损好转。其间反复发作，每遇受凉后皮损加重。3天前，患者不慎感受风寒而发热恶寒，咽痛，咳嗽，躯干及头部新发皮损增多，呈点滴状分布，头部皮损上覆大量银白色鳞屑，自觉瘙痒。

【专科情况】咽红，扁桃体Ⅲ度肿大，躯干及头部皮肤泛发红色斑疹及丘疹，上覆银白色鳞屑，并有新发散在红色丘疹。

【望、闻、切诊】舌质淡红，苔薄黄，脉浮数。

【诊断】

中医辨病辨证：白疕（外感风热证）。

西医诊断：寻常型银屑病（进行期，重度）。

【治法】辛凉透表，清热解毒。

【方药】银翘散加减。金银花30g，连翘10g，荆芥穗6g，桔梗10g，薄荷（后下）6g，淡竹叶6g，牛蒡子10g，白茅根15g，大青叶12g，牡丹皮10g，侧柏叶12g，炒白术12g，栀子10g，茜草12g，甘草6g。7剂，水煎服，每日1剂，分早晚温服。

外用：普连膏，外搽局部皮损处，每日2次。

二诊：患者发热恶寒、咽痛、咳嗽症状缓解，查扁桃体Ⅰ度肿大，躯干和头部未见新发斑丘疹，原发斑疹色泽转淡红，躯干部斑丘疹肥厚、黄褐色鳞屑层叠，自觉瘙痒剧烈。继前法加减用药14剂，皮损逐渐消退。

【按语】银翘散为清热解毒、辛凉解表、透营转气集一体之良方。其疏散风邪与清热解毒相配，具有外散风热、内清热毒之功，疏清兼顾，祛邪外出；辛凉之中伍以少量辛温之品，既透邪，又不伤正，诚如《素问·至真要大论》所言"风淫于内，治以辛凉，佐以苦甘，以甘缓之，以辛散之。热淫于内，治以咸寒，佐以甘苦，以酸收之，以苦发之"。银屑病多由外感诱发或加重，春季发病，多外感风热之邪。通过皮损辨证，本案皮损隆出表面，边缘见红晕，当属肺卫蕴热波及气营，故以银翘散辛凉透表、清热解毒，证法相合。

6. 秦艽丸（《太平圣惠方》）

【组成】秦艽12g，苦参10g，大黄6g，黄芪15g，防风10g，漏芦10g，黄连6g，乌梢蛇12g。

【功用】祛风燥湿，清热解毒。

【辨证要点】风湿热毒外侵，遍身生疥，斑疹肥厚色红，鳞屑层叠，搔之皮起，瘙痒剧烈；舌质红，苔黄腻，脉弦数。

【方解】秦艽丸既有苦寒之苦参、黄连清热燥湿、泻火解毒，大黄、漏芦通里攻下、荡涤实热，又有温补之黄芪助卫固表、托里敛疮，与前者合用，攻补兼施，清疏双导；更兼秦艽、乌梢蛇、防风祛风通络、和血散瘀。全方用于治疗病久缠绵、风湿蕴毒入于血分，浸淫日久，正气渐衰之银屑病。

【医案举例】王某某，男，45岁，工人。初诊日期：2018年4月18日。

【主诉】全身泛发暗红色斑块、鳞屑20年，加重1个月。

【病史】患者20年前无明显诱因双下肢广泛出现丘疹、鳞屑，未予重视，其后皮损渐延及全身，并逐渐扩展成斑疹、斑块，其上覆银白色鳞屑，自觉瘙痒，在当地医院诊断为"寻常型银屑病"，给予口服及外用药物治疗（具体药物不详），皮损有所好转。皮损每于冬春季节复发。1个月前，患者因外感风寒后原发皮损骤然增多，皮损肥厚，鳞屑层叠，瘙痒剧烈。

【专科情况】全身皮肤出现大小不等暗红色斑块、斑疹、丘疹，其上覆银白色鳞屑，头部、躯干部皮损为著，红肿肥厚，鳞屑累累。

【望、闻、切诊】舌质红，苔薄黄，脉滑数。

【诊断】

中医辨病辨证：白疕（湿毒蕴肤、复感风热证）。

西医诊断：寻常型银屑病（进行期，重度）。

【治法】祛风燥湿，清热解毒。

【方药】秦艽丸加减。秦艽12g，黄芪15g，防风10g，橘络10g，酒大黄3g，丹参30g，苦参10g，黄连5g，乌梢蛇12g，赤芍12g，土茯苓30g，鸡血藤30g，薏苡仁30g，槐花12g，甘草6g。7剂，水煎服，每日1剂，早晚温服。

外用：普连膏，外搽局部皮损处，每日2次。

二诊：服用上方后，皮损红肿减缓，鳞屑较前减少，仍觉瘙痒，舌质红，苔薄黄，脉弦滑。上方去酒大黄、橘络，加入白鲜皮15g、丝瓜络12g，以清热除湿，通络止痒。

【按语】秦艽丸主要用于治疗风湿热邪侵袭肌肤，浸淫日久，蕴蓄成毒，化斑生疮，鳞屑累累，瘙痒剧烈之银屑病。方中乌梢蛇、土茯苓清热除湿解毒，与黄连、秦艽相伍，既可息风止痒，又能清泻肠胃湿热，对顽固、蕴久、深在之湿毒有托毒攻伐之效；苦参清热燥湿、祛风止痒，助乌梢蛇祛除浅表外湿而止痒；酒大黄通里泻热、退斑散肿、清热燥湿、活血通经，与诸药相配，不但止痒功效增强，还可促进肥厚皮损消退。

7. 消风散（《外科正宗》）

【组成】荆芥、防风、牛蒡子、蝉蜕、当归、生地黄、苦参、苍术、胡麻仁、知母、石膏各10g，甘草、木通各5g。

【功用】疏风除湿，清热养血。

【辨证要点】遍身泛发斑丘疹、红斑疱疹；皮肤疹出色红，或遍身云片斑点，瘙痒剧烈，抓破后渗出津水；舌质淡红，苔白或黄，脉浮数。

【方解】消风散主要用于治疗风毒湿热郁于肌腠、阴血耗伤之银屑病。方中荆芥、防风、牛蒡子、蝉蜕共为君药，荆芥味辛性温，善去血中之风；防风能散肌腠、筋骨、关节之风湿，长于祛一切风；牛蒡子、蝉蜕辛散透达，疏散风热；四药相伍，疏风止痒。苦参性寒，能清热、燥湿、止痒；配以芳香辛散、祛风燥湿、辛寒泄热的苍术、木通、石膏、知母，共为臣药。再佐入养血润燥的当归、生地黄、胡麻仁，达治风先行血、血行风自灭之意；甘草清热解毒、和中调药为使。诸药合用，祛风之中兼以燥湿、清热、养血，使风邪得散、湿热得清、血脉调和，则斑退痒止。

【医案举例】李某，男，12岁，学生。初诊日期：2017年2月15日。

【主诉】全身泛发红色斑块、鳞屑5年，加重1个月。

【病史】5年前，患者无明显诱因全身出现大小不等红斑、丘疹，上覆鳞屑，自觉瘙痒。曾在多家医院就诊，诊断为"寻常型银屑病"，给予口服及外用药物治疗，皮损好转。近1个月，皮损进行性增多，肥厚，鳞屑层叠，瘙痒剧烈。

【专科情况】全身皮肤泛发大小不等红色斑块、丘疹，斑块以四肢伸侧为著，上覆银白色鳞屑，见抓痕、血痂，同形反应阳性。

【望、闻、切诊】舌质红，苔黄，脉浮滑。

【诊断】

中医辨病辨证：白疕（风湿热毒蕴肤证）。

西医诊断：寻常型银屑病（进行期，中度）。

【治法】祛风除湿，清热养血。

【方药】消风散加减。荆芥穗10g，防风10g，苍术10g，鸡血藤20g，石膏（先煎）30g，牛蒡子12g，川木通5g，当归12g，生地黄15g，丹参15g，蝉蜕12g，甘草6g，知母6g，赤芍12g，苦参10g。7剂，水煎服，每日1剂，分早晚温服。

外用：普连膏，外搽局部皮损处，每日2次。

二诊：上方服用7剂后，患者未见新发丘疹和斑疹，原发斑块色泽变淡，鳞屑减少，瘙痒减缓。继予上法加减治疗2个月后，患者皮损消退，临床痊愈。

【按语】消风散主治风湿或风热之邪侵袭肌肤，或风湿热邪稽留日久，蕴结成毒，浸淫血脉，内不得疏泄，外不得透达，郁于肌肤腠理而发疮疡癫癣瘾疹，瘙痒不绝者，以皮肤瘙痒、疹出色红，或遍身云片斑点为证治要点。若风热偏盛而身热、口渴者，加金银花、连翘以疏风清热解毒；湿热偏盛、胸脘痞满、身重乏力、舌苔黄厚而腻者，加栀子、厚朴、白鲜皮以清热利湿；血分热甚、五心烦热、舌红或绛者，加牡丹皮、紫草以清热凉血。

8. 五苓散（《伤寒论》）

【组成】猪苓10g，泽泻15g，白术10g，茯苓10g，桂枝6g。

【功用】利水渗湿，温阳化气。

【辨证要点】小便不利，口渴多饮，发热，肢体浮肿，水入即吐，泄泻，头晕，头痛；肌肤斑疹、斑块，色泽暗淡，浸润，瘙痒，鳞屑黏腻；舌淡润，苔薄白或滑，脉浮或浮滑。

【方解】五苓散用于治疗外感寒湿，或水湿内盛，积蓄不化，郁遏阳气，气不化津，泛溢肌肤，化斑生疬之银屑病。外有表邪，故见头痛、发热、脉浮；膀胱气化失常，故小便不利；水蓄下焦，气不化津，水津不布，故烦渴欲饮；水湿内盛，泛溢肌肤，浸淫血分，化浊成毒，则生斑起屑，浸润，瘙痒。治当利水渗湿，温阳化气。方中重用泽泻为主药，直达膀胱，渗湿利水；辅以茯苓、猪苓之淡渗，增强利水蠲饮之功；佐以白术健脾，以助运化利湿之力；更佐桂枝，一则外解太阳之表，一则温化膀胱之气。五药合方，甘淡渗利，既可利水渗湿，又能化浊除斑。

【医案举例】张某，女，28岁，公务员。初诊日期：2018年6月29日。

【主诉】全身泛发暗红色斑块、斑丘疹、鳞屑伴瘙痒8年，加重1个月。

【病史】8年前，患者无典型诱因全身泛发红色斑疹、丘疹，上覆银白色鳞屑，自觉瘙痒，曾到某医院就诊，诊断为"寻常型银屑病"，给予外用药物治疗，皮损好转。其后反复发作。1个月前，患者由于冒寒淋雨，原发皮损反复并增多，皮损肥厚，鳞屑黏腻，尤以腰背部、双下肢皮损明显，自觉瘙痒。

【望、问、切诊】舌质淡，舌体胖大，舌苔薄白，脉滑。

【专科情况】全身泛发大小不等暗红色和淡红色斑块、丘疹，尤以腰背部、双下肢屈侧为著，部分皮损肥厚，上覆鳞屑，黏腻厚重，见抓痕、血痂，自觉瘙痒。

【诊断】

中医辨病辨证：白疕（脾虚湿蕴证）。

西医诊断：寻常型银屑病（进行期，中度）。

【治法】利水渗湿，温阳化气祛斑。

【方药】五苓散加味。泽泻15g，桂枝6g，白术10g，茯苓10g，猪苓10g，土茯苓30g，半夏10g，薏苡仁30g，防己10g，陈皮10g。7剂，水煎服，每日1剂，分早晚温服。

外用：10%黑豆馏油软膏，外搽局部皮损处，每日2次。

二诊：服用上方后，原皮损较前变薄，鳞屑减少，瘙痒好转，自觉乏力，舌体胖大，苔薄白，脉沉滑。上方加黄芪30g以益气升阳，利水祛湿。

【按语】五苓散有调节体内水液代谢的作用。矢数道明说："五苓散能调节细胞及血液之水分，缓解因渗透压降低所致之抗利尿作用。尤其对于本方证血液中之水分、血管外之水分及体腔组织内水分平衡被破坏时，组织及体腔内有多余之水分，血液浓稠不能滋润时，本方有调节作用。五苓散能将胃内及其他体腔腔管外之水分送入血中；滋润血液而止口渴；血液滋润则自能利尿，也能除烦安眠。"（《临床应用汉方处方解说》）本方在皮肤科应用范围十分广泛，大凡外有表证、内有水湿者，皆可用之。如《医方集解》说："通治诸湿腹满，水饮水肿，呕逆泄泻，水寒射肺，或喘或咳，中暑烦渴，身热头痛，膀胱积热，便秘而渴，霍乱吐泻，痰饮湿疟，身痛身重。"临证中，本方常与小柴胡汤合用，即柴苓汤，用于治疗寻常型银屑病，辨证属邪郁少阳、水湿阻遏证者；与平胃散合方，用于湿滞脾胃、郁遏阳气证者确有良效。

9. 防己黄芪汤（《金匮要略》）

【组成】黄芪15g，防己12g，白术10g，甘草6g，生姜12g，大枣3枚。

【功用】益气祛风，健脾利水。

【辨证要点】汗出恶风，身重，小便不利，肢体浮肿，肢节疼痛；肌肤斑疹，暗淡浸润，自觉瘙痒；舌质淡红，苔白，脉浮。

【方解】本方主要用于治疗银屑病表虚卫气不固、风湿之邪伤于肌肤、水湿郁于肌腠经络证。脉浮为风邪在表，湿在经络则身重，汗出恶风为卫虚不固；

水湿内停，乃脾虚不运，风邪在表，外不解则邪不去、湿不消、斑疹不去。故方中重用黄芪补气固表，行水消肿，托毒除斑；防己祛风行水，与黄芪相配，益气固表，兼利水，祛风除湿不伤正，益气固表不恋邪，使风湿俱去、表虚得固，共为君药；臣以白术益气健脾燥湿，与黄芪相配，益气固表之力益增，与防己相伍，则祛湿行水之功倍长；使以甘草培土和药，生姜、大枣调和营卫。药共六味，相得益彰，表虚得固，风邪得除，脾气健运，水道通利，则表虚水肿、斑疹瘙痒自愈。

【医案举例】李某某，女，45岁，教师。初诊日期：2016年7月27日。

【主诉】全身泛发暗红色斑块、鳞屑10年，加重1个月。

【病史】10年前，患者因外感风寒后出现发热咽痛，随即全身出现红斑、丘疹，上覆鳞屑，自觉瘙痒，在银川某医院就诊，诊断为"寻常型银屑病"，给予口服及外用药物治疗，皮损好转。1个月前，患者复因感寒，原发皮损复发并增多，皮损肥厚，鳞屑层叠，伴身重，汗出恶风。

【专科情况】全身皮肤泛发暗红色斑块、斑丘疹，躯干部、双下肢散在分布红色丘疹，上覆银白色鳞屑，瘙痒剧烈。

【望、闻、切诊】舌质淡红，苔薄白，边有齿痕，脉浮缓。

【诊断】

中医辨病辨证：白疕（气虚湿阻证）。

西医诊断：寻常型银屑病（进行期，中度）。

【治法】益气祛风，健脾利水。

【方药】防己黄芪汤加味。防己12g，黄芪30g，桂枝10g，茯苓15g，白术15g，益母草30g，泽泻12g，薏苡仁30g，独活10g，乌梢蛇10g，徐长卿15g，防风12g，炙甘草6g，生姜10g，大枣12g。7剂，水煎服，每日1剂，早晚温服。

外用：黄连膏，外搽局部皮损处，每日2次。

二诊：患者身重、汗出、恶风悉除，部分暗红色斑块色泽有所转淡，未见新发皮疹。上方去独活、防风、生姜、大枣，加入牡丹皮12g、赤芍12g以活血化斑。7剂，水煎服，每日1剂，分早晚温服。外治宗前。

【按语】防己黄芪汤用于治疗素体肺脾气虚，卫表不固，易感风寒湿邪，水湿郁于肌肤而发斑生屑之银屑病。患者肺脾气虚，无力抗御外邪，故风寒湿邪乘虚外袭，与内湿合邪，戕害肌肤，使之受累。故治当益肺健脾，祛风利湿。诚如张秉成《成方便读》所言："风湿在表，本当以风药胜之，从汗出而愈，此为表虚有汗，即有风去湿不去之意，故不可更用麻黄、桂枝等药再发其汗，使表益虚。防风、防己二物，皆走表行散之药，但一主风而一主湿，用各不同，方中不用防风之散风，而以防己之行湿。然病因表虚而来，若不振其卫阳，则虽用防己，亦不能使邪迳去而病愈，故用黄芪助卫气于外，白术、甘草补土德于中，佐以姜、枣通行营卫，使防己大彰厥效。"

二、行津荣肤方

脾胃为后天之本、气血生化之源，脾胃化生气、血、津液等精微物质以濡养皮肤，使皮肤气充血荣而发挥屏障、感觉、吸收、分泌、排泄、调节体温、新陈代谢、角质合成、色素代谢等作用。然在临证中，诸多皮肤痼疾，尤其是银屑病多与脾胃之气血生化、运化水谷津液、气机升降出入、统摄血脉运行等相关。为此，临证当重视脾胃，用药多用醒脾悦脾、辛润清和之品，以荣养肌肤为宜；慎用温燥、苦寒、攻伐之药。对以干燥、鲜红、脱屑为主要临床表现的银屑病，以辛润之，即可开腠理、致津液、畅气机。

1. 四君子汤（《太平惠民和剂局方》）

【组成】党参10g，茯苓10g，白术10g，炙甘草6g。

【功用】益气健脾。

【辨证要点】面色萎白，气短乏力，语声低微，食少便溏；斑疹淡红，不甚肥厚，糠秕鳞屑，瘙痒；舌红苔白，脉虚弱。

【方解】四君子汤主要用于治疗银屑病脾胃虚弱、运化乏力证。脾胃为后天之本、气血生化之源。脾胃健运，则五脏六腑得养，肌肤健美；脾喜燥恶湿，若脾胃虚弱，运化失职，则饮食减少；湿从内生，则大便溏薄；脾主肌肉，四肢肌肉无所禀受，则四肢乏力，泛发斑疹鳞屑；气血生化不足，血不荣养肌肤，则面萎色白，斑疹淡红，瘙痒；脾胃气虚，肺气也绝，故气短，语声低微。舌脉均为气虚之象，故以四君子汤益气健脾。

【医案举例】木某某，男，43岁，司机。初诊日期：2019年8月1日。

【主诉】全身泛发淡红色斑块、丘疹、鳞屑20年，加重2周。

【病史】20年前，患者无明显诱因全身出现红斑、丘疹，上覆鳞屑，自觉瘙痒，遂到当地医院就诊，诊断为"寻常型银屑病"，给予阿维A胶囊口服，每次1粒，每日3次，皮损好转。其间皮损反复发生，病情迁延不愈。半个月前，患者因劳累后全身出现散在丘疹、鳞屑，四肢皮损轻度肥厚，色淡红，瘙痒，面色萎白，神倦乏力。

【专科情况】全身散发淡红色斑丘疹，四肢可见淡红色斑块，轻度肥厚，上覆白色鳞屑，自觉瘙痒。

【望、闻、切诊】舌质淡，苔薄白，边有齿痕，脉虚弱。

【诊断】

中医辨病辨证：白疕（脾胃气虚证）。

西医诊断：寻常型银屑病（进行期，中度）。

【治法】益气健脾，除湿祛斑。

【方药】四君子汤加味。党参15g，白术15g，茯苓15g，黄芪30g，陈皮6g，半夏12g，鸡血藤30g，当归12g，苍术12g，枳壳12g，僵蚕12g，炙甘草6g。7剂，水煎服，每日1剂，分早晚温服。

外用：10%黑豆馏油软膏，外搽局部皮损处，每日2次。

二诊：患者神倦乏力缓解，躯干、四肢部分皮损较前变薄，头部散在分布蚕豆大小斑疹，浸润不厚，少量脱屑，夜间瘙痒，纳可，舌质淡红，舌体胖大，苔薄白，脉细弱。在原方基础上加入荆芥穗6g，以祛风止痒、引药上行。继服7剂，外治宗前。

三诊：患者头部、躯干、四肢皮疹逐渐消退，瘙痒减缓，纳可，二便调，舌质淡红，舌体胖，苔薄白，脉细。上方加入丹参15g，以补血活血、养血润肤。4周后，患者大部分皮损基本消退。

【按语】《外科大成》曰："白疕，肤如疹疥，色白而痒，搔起白疕，俗呼蛇风。由风邪客于皮肤，血燥不能荣养所致。"本案患者年值五八，亦当筋骨强健，肌肉满壮，反见面色萎白、神倦乏力、皮损淡红浅薄，当重以健脾益气，土充德厚，则气血生化有源，余脏受荫，身强色泽，肌肤得养，斑疹得除。

2. 四妙丸（《成方便读》）

【组成】黄柏10g，苍术12g，薏苡仁30g，川牛膝10g。

【功用】清热利湿。

【辨证要点】筋骨疼痛，足踝萎软；肌肤泛发红色斑疹、丘疹，鳞屑厚腻，自觉瘙痒；舌质红，舌苔黄腻，脉滑数。

【方解】四妙丸主要用于治疗银屑病湿热下注证，或全身或双下肢以红色浸润斑为主要特征的银屑病。湿热下注，则筋脉弛缓，双足痿软；湿热痹阻筋脉，则筋骨疼痛；湿热浸淫肌肤，则遍生斑疹、丘疹，瘙痒无度，鳞屑厚腻；小便短赤，舌脉，均为湿热之证。治当以清热利湿为主。方中黄柏为君，苦以燥湿，寒以清热，味厚沉降，直清下焦湿热；臣以苍术芳香辛散苦降，长于燥湿健脾；薏苡仁祛湿热，利筋络；川牛膝补肝肾，强筋骨，利湿活血，引药下行。

四味合用，为治湿热下注证之妙剂。

【医案举例】李某某，女，45岁，教师。初诊日期：2018年8月1日。

【主诉】全身泛发红色斑疹、丘疹、鳞屑2年，加重1周。

【病史】患者2年前无明显诱因双下肢出现红色斑丘疹，上覆鳞屑，自觉瘙痒，遂到当地医院就诊，诊断为"寻常型银屑病"，给予外用药物治疗，皮损较前好转。1周前，患者因劳累后原发皮损增多，色红浸润，皮损肥厚，鳞屑厚腻，自觉瘙痒，带下量多臭秽。

【专科情况】双下肢胫前见鲜红色丘疹、斑块，其上覆银白色鳞屑，边界清，鳞屑黏着，不易剥落，见抓痕、血痂。

【望、闻、切诊】舌质红，苔黄腻，脉滑数。

【诊断】

中医辨病辨证：白疕（湿热下注证）。

西医诊断：寻常型银屑病（进行期，中度）。

【治法】清热利湿，泄浊祛斑。

【方药】四妙丸加味。苍术12g，黄柏10g，薏苡仁30g，忍冬藤30g，丝瓜络12g，牡丹皮12g，土茯苓30g，白鲜皮15g，僵蚕12g，滑石（包煎）30g，川牛膝10g，甘草6g。7剂，水煎服，每日1剂，分早晚温服。

外用：普连膏，外搽局部皮损处，每日2次。

二诊：服上方后带下量较前减少，无异味，皮损处瘙痒减轻，未见新发皮损，上方去白鲜皮、滑石，加白术15g、茯苓15g，以加强健脾除湿之功，标本同治。外用药宗前。

【按语】四妙丸为清热除湿的基础方。湿热证在银屑病中极为常见，临床主要表现为水疱、糜烂、丘疹、鳞屑、痂皮等，湿热下注多发于下肢，往往合并脘腹痞满、四肢沉重、心烦、口渴、便干溲赤，故以清热利湿为法。方中黄柏苦寒沉降，直折下焦湿热毒邪，泻火解毒，清热燥湿，善除三阴经湿热；苍术清热燥湿，芳香悦脾；薏苡仁利水渗湿，健脾除痹，清热排脓，祛湿而不伤阴，清热而不碍阳；川牛膝补肝肾，强筋骨，活血通经，引药、引热、引血下行，同时利湿通淋，消退足膝红肿，对腰部以下湿热之证尤为适宜，前人有"非牛膝不过膝"之说。诸药合用，共奏清利湿热之功。

3. 除湿胃苓汤（《医宗金鉴》）

【组成】苍术12g，厚朴10g，陈皮6g，猪苓10g，泽泻12g，茯苓10g，白术10g，滑石（包煎）30g，防风10g，栀子10g，川木通3g，肉桂（后下）3g，甘草3g。

【功用】运脾燥湿，行气利水。

【辨证要点】脘腹胀满，呕恶泄泻，黄疸，小便不利；肢体脓疱、斑疹，浸淫瘙痒，鳞屑黏腻；舌质红，苔黄腻，脉滑。

【方解】除湿胃苓汤主要用于治疗银屑病湿热壅滞中焦、气机阻滞、水湿内停之证。脾为太阴湿土，其性喜燥恶湿，湿滞中焦，则脾失健运，气机受阻，故脘腹胀满，呕恶；湿为阴邪，重浊黏腻，浸淫肌肤，则发脓疱、斑疹，鳞屑黏腻，怠惰嗜卧；舌质红，苔黄腻，脉滑，为湿热内蕴之象。方中厚朴、陈皮、苍术、甘草燥湿运脾；泽泻、猪苓、茯苓、白术利水渗湿；栀子、防风、滑石、木通清热泻火，利湿泄浊，导热下行；甘草益气以助水湿运化，调和诸药。综合全方，清热与燥湿并用，运脾与利湿同伍，湿去热除，诸症得愈。

【医案举例】段某某，女，36岁。初诊日期：2017年9月19日。

【主诉】头部、躯干部泛发淡红色斑疹、鳞屑伴瘙痒2年，加重1周。

【病史】患者2年前因染头发后头部出现大小不等斑丘疹，皮损逐渐扩大，密集分布，伴瘙痒。曾就诊于当地医院，诊断为"寻常型银屑病"，给予药物治疗后症状较前缓解。近1周来，皮疹遍及整个头部，呈钱币大小斑块，上覆银白色鳞屑，伴瘙痒，躯干部及双下肢散在分布钱币大小斑块。

【专科情况】头部泛发淡红色斑丘疹、斑块，上覆黏腻鳞屑，瘙痒剧烈，躯干部及双下肢散在分布钱币大小浸润斑块。

【望、闻、切诊】舌质红，苔黄腻，脉滑。

【诊断】

中医辨病辨证：白疕（湿热蕴结证）。

西医诊断：寻常型银屑病（进行期，中度）。

【治法】运脾燥湿，行气祛斑。

【方药】除湿胃苓汤加减。苍术12g，厚朴10g，陈皮12g，猪苓10g，泽泻15g，茯苓15g，白术15g，肉桂（后下）3g，栀子10g，滑石（包煎）30g，川木通5g，薏苡仁30g，甘草6g。7剂，水煎服，每日1剂，分早晚温服。

外用：普连膏，外搽局部皮损处，每日2次。

二诊：全身未见新发斑丘疹，头部及躯干部皮损干燥，双下肢外侧片状斑块缩小，上覆鳞屑，刮除鳞屑可见薄膜反应、点状出血，无束状发，舌质红，苔黄腻，脉滑。上方加牡丹皮10g，继服21剂而收功。

【按语】除湿胃苓汤是治疗湿热壅滞、气机阻滞、水湿内停之银屑病的代表方。本方由平胃散和五苓散去桂枝，加滑石、栀子、川木通、防风、肉桂而成。本方常用于治疗脓疱型、红皮病型和寻常型银屑病，以及掌跖脓疱病，辨证为湿热内蕴证。临床使用时当详辨是"湿热并重""湿重于热"，还是"热重于湿"。随其湿热孰轻孰重而治之。二诊时，患者皮损虽有好转，但湿邪终为阴邪，缠绵难愈，故守法宗方，加减方药而取效。

4. 萆薢渗湿汤（《疡科心得集》）

【组成】萆薢10g，薏苡仁30g，黄柏10g，茯苓12g，牡丹皮10g，泽泻

12g，滑石（包煎）30g，通草6g。

【功用】清利湿热。

【辨证要点】双下肢肿痛萎软，小便不利，脘腹痞满；肌肤脓疱、斑疹、丘疹，红色浸润，鳞屑黏腻，瘙痒剧烈；舌质红，苔黄腻或滑，脉滑。

【方解】萆薢渗湿汤主要用于治疗银屑病湿热下注、湿重于热之证。方中萆薢苦平，利湿分清泄浊，为君药；薏苡仁、泽泻、茯苓淡渗利湿，其中薏苡仁、茯苓健脾运化水湿，泽泻甘淡而寒，淡渗利湿，善泻下焦之火，逐膀胱、三焦之水湿，且不伤阴，上三味为臣，助君药祛湿之功；佐以滑石、通草清热利湿，导湿热之邪从小便去；黄柏清热燥湿，泻火解毒；牡丹皮泻血中之伏火，清热凉血化斑。诸药合用，具有清热利湿、凉血解毒之功。纵览全方，以祛湿邪为主，辅以泻火解毒。

【医案举例】蔡某，女，31岁。初诊日期：2017年9月21日。

【主诉】全身泛发红色斑疹、鳞屑伴瘙痒2年，加重1周。

【病史】2年前，患者无典型诱因腰骶及双下肢出现红斑、丘疹，上覆鳞屑，自觉瘙痒，曾在多家医院就诊，诊断为"寻常型银屑病"，给予外用药物治疗，皮损好转。其间反复发作。1周前，患者由于饮食不节，皮损突然增多，鳞屑增厚呈油腻状，瘙痒无度，尤以双下肢为著，伴脘腹胀满，带黄量多。

【专科情况】全身泛发红色斑块、丘疹、鳞屑，鳞屑肥厚呈油腻状，瘙痒剧烈，尤以双下肢为著。

【望、闻、切诊】舌质红，苔黄腻，脉滑。

【诊断】

中医辨病辨证：白疕（湿热下注证）。

西医诊断：寻常型银屑病（进行期，重度）。

【治法】清热利湿，泄浊祛斑。

【方药】萆薢渗湿汤加减。萆薢10g，黄柏10g，滑石（包煎）30g，牡丹皮10g，川木通6g，薏苡仁30g，白术12g，茯苓15g，丝瓜络12g，路路通15g，土茯苓30g，甘草6g。7剂，水煎服，每日1剂，分早晚温服。

外用：普连膏，外搽局部皮损处，每日2次。

【按语】本案患者由于饮食不节，脾胃气机升降失常，聚湿蕴热，而发本病。凡湿热下注，筋脉弛缓，则肢肿萎软；阻遏气机，脾失健运，则脘胀腹满；湿热浸淫肌肤，则腐肉生脓，斑块浸润，瘙痒剧烈，鳞屑黏腻。故治宜清利湿热，予萆薢渗湿汤，既增泻火解毒之力，又利湿通淋，因势利导使邪从小便而去。同时，权衡湿热轻重、标本缓急，谨守病机，灵活变通，使枢机转运有权。

5. 平胃散（《简要济众方》）

【组成】苍术12g，厚朴10g，陈皮6g，炙甘草3g，生姜6g，大枣6g。

【功用】燥湿运脾，行气和胃。

【辨证要点】脘腹胀满，恶心呕吐，嗳气吞酸，肢体沉重，怠惰嗜卧；皮肤泛发脓疱、斑疹、丘疹，淡红色浸润，瘙痒剧烈，鳞屑黏腻；舌淡红，苔白腻，脉缓。

【方解】本方主要用于治疗银屑病湿滞脾胃、浸淫肌肤证。无论是外感湿邪，还是脾虚湿蕴，湿邪壅滞中焦，气机受阻，则脘腹胀满；胃失和降，则恶心呕吐、嗳气吞酸；湿为阴邪，其性重浊，故泛发脓疱、斑疹、丘疹，肢体沉重，倦怠嗜卧；湿邪蕴结，浸淫肌肤，故斑疹浸润，鳞屑黏腻；湿多挟风，则瘙痒剧烈。故治宜燥湿运脾、行气和胃，气行则湿化。方中苍术辛香苦温，入中焦而燥湿健脾，湿去脾运有权，脾健湿邪得化，故为君药；厚朴芳香苦燥，长于行气除满而化湿，协苍术行气除湿、燥湿运脾，为臣药；陈皮理气和胃、燥湿醒脾，为佐药；炙甘草、生姜、大枣温散水湿、和胃降逆、益气健脾，为使药。综合方药，燥湿以健脾，行气以祛湿，湿去脾健，气机调畅，肌肤安和。

【医案举例】张某某，男，56岁，工人。初诊日期：2018年12月6日。

【主诉】双手足掌跖部泛发疱疹伴瘙痒2年，加重4天。

【病史】患者2年前无明显诱因双手足掌跖部泛发黄色粟粒样疱疹，粗糙皲裂，瘙痒难忍，就诊于当地医院，诊断为"掌跖脓疱病"，给予口服及外用药治疗，未见明显好转。1个月前，患者头部泛发红色丘疹及大量鳞屑而就诊于我院，以"寻常型银屑病、掌跖脓疱病"收住入院。入院症见：患者神清，精神欠佳，双手足掌跖部可见大片浸润性暗红斑，其上可见密集的粟粒样黄色脓疱，部分脓疱已结痂，干燥、脱屑，角化明显。舌质暗红，苔薄白，脉沉细。

【专科情况】头部散在分布红色丘疹，其上覆白色鳞屑，双手足掌跖部可见大片浸润性暗红斑，其上分布密集的粟粒样黄色脓疱疹，部分脓疱疹已结痂，干燥，脱屑，角化明显。

【辅助检查】生化检查示：尿酸507.8μmol/L，总胆汁酸19.3μmol/L。血常规、尿常规、便常规检查未见明显异常，传染病检查结果未见异常。胸部正侧位片示：双肺间质性改变，主动脉迂曲。

【诊断】

中医辨病辨证：痦疮，白疕（湿邪壅滞脾胃证）。

西医诊断：掌跖脓疱病，寻常型银屑病。

【治法】燥湿运脾，行气化斑。

【方药】平胃散加味。苍术12g，厚朴10g，陈皮6g，忍冬藤30g，首乌藤30g，白术15g，茯苓15g，泽泻12g，薏苡仁30g，蚕沙10g，川芎10g，炙甘草6g，生姜6g，大枣6g。7剂，水煎服，每日1剂，分早晚温服。

外用：普连膏，外搽局部皮损处，每日2次。

【按语】本案无明显发病原因而致重痦，且辗转迁延2年。四诊合参，证系湿邪壅滞脾胃，故施以平胃散，和脾胃而荣肌肤，燥湿健脾，行气祛湿；荣者，调气以行血，血和肤自安。诚如张秉成《成方便读》曰："用苍术辛温燥湿，辟恶强脾，可散可宣者，为化湿之正药。厚朴苦温，除湿而散满；陈皮辛温，理气而化痰，以佐苍术之不及。但物不可太过，过刚则折。当如有制之师，能戡祸乱而致太平，故以甘草中州之药，能补能和者赞辅之，使湿去而土不伤，致于和平也。"

6. 甘露消毒丹（《医效秘传》）

【组成】滑石（包煎）30g，茵陈10g，黄芩10g，石菖蒲6g，川贝母5g，川木通5g，藿香12g，射干10g，连翘12g，薄荷（后下）10g，白豆蔻（后下）12g。

【功用】利湿化浊，清热解毒。

【辨证要点】胸闷腹胀，咽痛口渴，肢体酸困，小便短赤；颐肿，肌肤发热，泛发脓疮斑疹，疮疡痛肿，鳞屑累累；舌质红，苔厚腻，脉滑数。

【方解】本方主要用于治疗外感湿邪，蕴久化热，或湿温时疫，邪在气分，湿热并重之银屑病。外感湿邪或湿温时疫，或脾虚失运，水湿内停，郁久化热，蕴结成毒，中阻胸脘，则胸闷腹胀；湿热交蒸，则肢酸、肌肤发热；湿热浸淫肌肤，则发脓疮、斑疹、鳞屑；热毒上壅，则颐肿咽痛。故治当利湿化浊，清热解毒。方中滑石、茵陈清热利湿，黄芩清热燥湿、泻火解毒，共为君药；臣以石菖蒲、藿香辟秽和中，宣湿浊之壅滞；白豆蔻芳香悦脾，令气畅而湿行；川木通清热利湿，导湿热从小便而去；佐以连翘、射干、川贝母、薄荷解毒利咽，散结消肿。全方共奏清热透邪、淡渗利湿、芳香化浊之功。

【医案举例】李某某，男，43岁，工人。初诊日期：2019年8月29日。

【主诉】双手足掌跖部泛发黄色粟粒样脓疱、鳞屑20年，加重半个月。

【病史】20年前，患者双手足掌跖部无明显诱因突然泛发黄色粟粒样脓疱，其上覆鳞屑，自觉瘙痒，在多家医院就诊，诊断为"掌跖脓疱病"，给予阿维A胶囊口服及外用糖皮质激素软膏外搽，皮损一度好转，但缠绵反复。半个月前，患者因大量饮酒，俟日全身突发红色斑丘疹，以躯干和双下肢明显，双手足掌跖部暗红色斑疹的基础上兼见粟粒样脓疱、干燥鳞屑，伴咽痛。

【专科情况】全身泛发绿豆至黄豆大小红色斑丘疹，上覆白色鳞屑，瘙痒，皮损以躯干和双下肢为著，双手足掌跖部暗红色斑疹的基础上兼见粟粒样黄色脓疱、干燥鳞屑，咽红，双侧扁桃体Ⅲ度肿大，颈部淋巴结肿大可及。

【望、闻、切诊】舌质红，苔黄腻，脉滑数。

【诊断】

中医辨病辨证：白疕（湿热浸淫证）。

西医诊断：寻常型银屑病，掌跖脓疱病。

【治法】利湿化浊，清热解毒。

【方药】甘露消毒丹加减。滑石（包煎）30g，茵陈10g，石菖蒲10g，黄芩12g，连翘10g，射干10g，白豆蔻（后下）10g，川木通6g，苍术12g，虎杖15g，栀子12g，藿香12g，甘草6g。7剂，水煎服，每日1剂，分早晚温服。

外用：普连膏，外搽局部皮损处，每日2次。

二诊：患者双手掌部脓疱未见增多，斑丘疹色泽变淡，躯干部偶见新发红色丘疹。按前方继服14剂后，诸症缓解。

【按语】甘露消毒丹的病理关键是："时毒疠气……邪从口鼻皮毛而入，病从湿化者……湿邪犹在气分。"本案患者虽未感受时毒疠气或外感湿温，但酷暑炎热，又大量饮用烈酒，犹如时毒疠气，湿热交蒸，蕴结成毒。诚如王士雄《温热经纬》曰："温湿蒸腾，更加烈日之暑，烁石流金，人在气交之中，口鼻吸受其气，留而不去，乃成湿温疫疠之病，而为发热倦怠，胸闷腹胀，肢酸咽肿，斑疹身黄，颐肿口渴，溺赤便闭，吐泻疟痢，淋浊疮疡等证。但看病患舌苔淡白，或浓腻，或干黄者，是暑湿热疫之邪尚在气分，悉以此丹治之立效。"本案充分体现了临证"有是证，用是药"的原则。

7. 竹叶石膏汤（《伤寒论》）

【组成】淡竹叶6g，生石膏30g，半夏10g，人参6g，麦冬20g，炙甘草6g，粳米6g。

【功用】清热生津，益气和胃。

【辨证要点】身热，口渴，心胸烦闷，虚烦不寐，气逆欲呕；肌肤见淡红色斑块，糠秕样鳞屑，瘙痒；舌红少苔，舌干少津，脉虚或虚数。

【方解】竹叶石膏汤主要用于治疗银屑病退行期余热未清、气津两伤、胃气不和证。方中淡竹叶甘寒，清心除烦；生石膏大寒，清透余热之邪；人参补病后之气虚；麦冬补病后之津伤，配炙甘草、粳米以和胃气，并防寒凉太过，又助中州之化。半夏虽温，然配伍在清热生津诸药之中，其温燥之性去、降逆之功存，不仅无害，且能助脾气，转输津液，人参、麦冬得之，生津而又不腻滞，互补并行，有利无弊。诸药合用，津液生而中气足，虚热解而疹屑平，实乃扶正祛邪、标本同治之法。本方功专于滋养胃肺之阴，并任复津增液之责，故不仅常用于治大病久病后的气津两伤、余热未清者，亦常用于银屑病退行期气津两伤而又兼余热不尽者。本方既可清余热，又可补体虚，清热而兼和胃，补虚而不恋邪，实为清补之剂，正如《医宗金鉴》曰：本方是"以大寒之剂，易为清补之方"。

【医案举例】胡某某，女，45岁，教师。初诊日期：2018年11月9日。

【主诉】双手足掌跖部泛发红斑、脓疱、鳞屑6年，加重2周。

【病史】6年前，患者无明显诱因双手足掌跖部泛发红斑，兼见红斑基础上出现黄褐色粟粒样脓疱，上覆鳞屑，自觉瘙痒，在多家医院就诊，诊断为"掌跖脓疱病"，给予卡泊三醇软膏外用，其后皮损好转，但每遇劳累后皮损加重。2周前，患者因劳累后双手足掌跖部反复出现红斑、脓疱，以掌心为著，自觉瘙痒。

【专科情况】双手足掌跖部泛发红斑，兼见黄褐色粟粒样脓疱，尤以手掌心、足跖分布为著，脓疱间有正常皮肤，干燥粗糙，自觉瘙痒。

【望、闻、切诊】舌质淡红，少苔，脉虚细。

【诊断】

中医辨病辨证：痼疮（气阴两虚证）。

西医诊断：掌跖脓疱病。

【治法】清热生津，益气和胃祛斑。

【方药】竹叶石膏汤加减。淡竹叶6g，石膏（先煎）30g，半夏10g，党参15g，天花粉10g，木瓜15g，麦冬12g，炙甘草6g，黄连3g，忍冬藤30g。7剂，水煎服，每日1剂，分早晚温服。

外用：消银膏，外搽局部皮损处，每日2次。

【按语】使用本方时首先要掌握病机关键，本方主治银屑病退行期余热未清、气津两伤、正虚邪恋证。其次要抓要点，方能准确施治。肌肤身热、虚羸少气、烦渴喜饮、红斑干燥是应用竹叶石膏汤的证候要点，临床表现又常伴瘥后余热未清、心烦少寐、口干口渴、舌红少苔、脉虚数等。本方特点在于清补并施，既扶正又祛邪，重在调和，清凉质润，若痰湿内盛或阳虚寒重者，不宜使用。

8. 泻黄散（《小儿药证直诀》）

【组成】藿香12g，栀子6g，石膏15g，甘草6g，防风12g。

【功用】清泻脾胃伏火。

【辨证要点】口疮口臭，烦渴易饥，口燥唇干；肌肤斑块、丘疹，肥厚红肿，鳞屑层叠，瘙痒剧烈；舌质红，苔黄，脉数。

【方解】泻黄散主要用于治疗银屑病中焦热盛、侵扰肌肤、发斑出血证。凡胃热或血热火郁者均可使用。方中石膏辛寒清热；栀子苦寒泻火解毒；防风升散脾胃伏火，体现"火郁发之"的治则，更与石膏、栀子同用，清降而不伤脾胃之阳，升散而清解火邪；藿香芳香醒脾，既振复脾胃气机，又助防风升散脾胃伏火；甘草和中解表。诸药配伍，辛开苦降，升中有散，清泻与升发并用，兼顾脾胃。

【医案举例】朱某，女，18岁，学生。初诊日期：2019年3月23日。

【主诉】头部泛发红色斑丘疹、鳞屑伴瘙痒3年。

【病史】3年前，患者无明显诱因头部泛发红色丘疹，双上肢、肘窝处散在分布丘疹，上覆银白色鳞屑，瘙痒明显，搔抓后出血，在外地医院就诊，诊断为"寻常型银屑病"，给予曲安奈德溶液外搽头部，皮损好转。其后每遇劳累或外感后头部丘疹、鳞屑增多。

【专科情况】头部泛发红色丘疹，双上肢、肘窝处散在分布红色丘疹，融合成片，上覆银白色鳞屑，见抓痕、血痂。

【望、闻、切诊】舌质红，苔黄，脉数。

【诊断】

中医辨病辨证：白疕（脾胃伏火证）。

西医诊断：寻常型银屑病（静止期，轻度）。

【治法】清泻脾胃伏火，祛风解毒除斑。

【方药】泻黄散加味。藿香12g，栀子12g，石膏（先煎）30g，防风12g，白鲜皮15g，苦参10g，蝉蜕10g，菊花（后下）10g，薄荷（后下）10g，荆芥穗6g，升麻10g，甘草6g。7剂，水煎服，每日1剂，分早晚温服。

外用：浅菌净搽剂，外搽头部皮损处，每日2次。普连膏，外搽双上肢皮损处，每日2次。

【按语】本案发病于高中学习阶段，过劳、忧郁、紧张、过食滋补肥厚炙煿之品，以致湿热壅滞脾胃，逆于经络，伏蕴血分，泛溢肌肤。脾属中土，脾胃伏火，则肌肤泛发斑疹、鳞屑；火伏阳明，胃腑热炽，津液不能上荣，故口舌干燥，烦渴诸证由生。本方既清泻脾中伏热，又振复脾胃气机。方中以辛凉风药为重，疏散脾经伏火，旨在轻清升散透发，宣达郁遏伏火。本方可使脾火清泻而正气无伤，与本案病证极为吻合。

三、本末互根方

皮毛生肾可起皮肤沉疴重疾。张隐庵曰："皮毛生肾，肺气主于皮毛，因金气而生肾。"银屑病可见大量叠生鳞屑，多与肺肾相关，常立祛风止痒、清热行血之法，予消风散等方药，可取良效。但由于该病经年不愈，久病及肾，肾精亏虚，内燥更甚，在辨证处方中加入益肺补肾之药，则取效益捷。同时，银屑病多因禀赋不耐、气血不和、腠理空虚、卫表失固，或胃肠积热，复感风寒、风热、风湿之邪，郁于皮肤腠理，内不得疏泄，外不得宣发，致使疾病深入、缠绵难愈，故在辨证施治的基础上，加入益肺补肾之药，如五味子、黄精、山药等，取皮毛生肾、本末互根互生之意，往往取效更加显著。

1. 独活寄生汤（《备急千金要方》）

【组成】独活10g，桑寄生6g，杜仲6g，牛膝6g，秦艽6g，细辛3g，人参6g，茯苓6g，川芎6g，防风6g，肉桂（后下）6g，当归6g，芍药6g，熟地黄6g，甘草6g。

【功用】祛风湿，止痹痛，补肝肾，益气血。

【辨证要点】腰膝冷痛，酸重无力，肢节屈伸不利，麻木不仁；肌肤斑疹，肿胀肥厚，鳞屑层叠，瘙痒剧烈；心悸气短，舌淡红，苔白，脉细弱。

【方解】独活寄生汤主要用于治疗银屑病肝肾两亏、气血不足、风寒湿邪侵袭证。外感风寒湿邪，日久不愈，耗伤气血，累及肝肾，证属正虚邪实，治宜扶正祛邪，补益肝肾气血，标本兼治。方中独活、桑寄生祛风除湿，养血和营，活络通痹，为君药；牛膝、杜仲、熟地黄补益肝肾，强壮筋骨，为臣药；川芎、当归、芍药补血活血，人参、茯苓、甘草益气扶脾，均为佐药，使气血充足，有助于祛除风湿；又佐以细辛搜剔肾经风寒湿邪，肉桂温经散寒、通利血脉；使以秦艽、防风祛周身风寒湿邪。诸药合用，标本兼顾、扶正祛邪，补肝肾，益气血，祛风湿痹痛。

【医案举例】郭某某，女，34岁，工人。初诊日期：2018年8月1日。

【主诉】躯干部斑块、鳞屑伴瘙痒15年，双手、膝关节肿胀、疼痛2年。

【病史】患者15年前无明显诱因躯干部出现红色斑丘疹，上覆鳞屑，未予重视，其后皮损增多，以躯干两侧明显，自觉瘙痒，在外地医院诊断为"寻常型银屑病"，给予阿维A胶囊（10mg，每日3次）口服，皮损变薄，停药后病情反复。2年前，患者不慎外感风寒湿邪，出现关节疼痛，以双手、膝、踝关节疼痛明显，遇阴雨天气疼痛加重，关节晨僵，在外院查风湿四项未见明显异常。

【专科情况】胸胁部泛发红色斑丘疹，肿胀肥厚，呈环形，边缘隆起，中央凹陷，双手关节远端变形，呈梭形肿大，晨僵明显。

【辅助检查】双手指关节X线摄影显示：关节变形，关节腔狭窄；RF 21mmol/L、ESR 50mm/H。

【望、闻、切诊】舌质淡红，苔薄白，脉细弱。

【诊断】

中医辨证：白疕（肝肾亏虚、气血不足、外感风寒湿邪证）。

西医诊断：关节病型银屑病。

【治法】祛风湿，止痹痛，益肝肾，补气血。

【方药】独活寄生汤加减。独活12g，桑寄生12g，杜仲10g，怀牛膝10g，秦艽10g，细辛3g，熟地黄15g，黄芪30g，羌活10g，鸡血藤30g，当归12g，白芍12g，肉桂（后下）3g，茯苓15g，炙甘草15g。7剂，水煎服，每日1剂，分早晚温服。

外用：消银膏，外搽局部皮损处，每日2次。

【按语】本案是寻常型银屑病发展为关节病型银屑病的典型案例，既有寻常型银屑病的病史与皮损表现，又有四肢关节肿痛、变形、晨僵等损害。《素问·痹论》言："痹在于骨则重，在于脉则血凝而不流。"患者有寻常型银屑病病史15年，久病入络，久病伤骨，故见营气虚而肌肤不仁，斑疹鳞屑；卫气虚则关节不用，鳞屑层叠，瘙痒难忍；更有肾精不足、营卫俱虚之关节损伤与失能萎软。故采用祛风湿、止痹痛、益肝肾、补气血的独活寄生汤，四擅其功。

2. 六味地黄丸（《小儿药证直诀》）

【组成】熟地黄24g，山药12g，山茱萸12g，茯苓10g，牡丹皮10g，泽泻10g。

【功用】滋补肝肾。

【辨证要点】头晕耳鸣，腰膝酸软，足跟作痛，盗汗遗精，骨蒸潮热；肌肤见淡红色斑丘疹、糠秕样鳞屑，瘙痒剧烈；舌质红，少苔，脉沉细数。

【方解】六味地黄丸主要用于治疗银屑病久延，或关节病型银屑病，或各类银屑病退行期肝肾阴虚证。方中重用熟地黄滋阴补肾、填精益髓，为君药；山茱萸补益肝肾，壮元秘精；山药补益脾阴，益气固精，共为臣药；三药相配，滋养肝、脾、肾。但熟地黄的用量是山茱萸与山药两味之和，故以补肾阴为主，补其不足以治本。配伍泽泻利湿泄浊，并防熟地黄之滋腻恋邪；牡丹皮清泄相火，并制山茱萸之温涩；茯苓淡渗脾湿，并助山药之健运；三药渗湿浊，清虚热，平其偏胜以治标，均为佐药。诸药合用，三补三泻，其中补药用量重于泻药，补中有泻，泻中兼补，以补为主。

【医案举例】吴某，男，42岁，个体从业者。初诊日期：2017年3月13日。

【主诉】头部淡红色丘疹、鳞屑伴瘙痒5年，加重半个月。

【病史】患者5年前无明显诱因头部泛发红色丘疹，上覆银白色鳞屑，未予重视。其后鳞屑增多，自觉瘙痒，在外地医院诊断为"头部银屑病"，给予哈西奈德溶液外搽治疗，皮损变薄，停药后病情反复。半个月前患者不慎外感风寒，之后头部鳞屑增多，自觉瘙痒明显，头晕目眩，耳鸣耳聋，五心烦热，足跟酸痛。

【专科情况】头部散在分布淡红色斑丘疹，鳞屑较多，呈银白色，头发呈束状，见大量血痂。

【望、闻、切诊】舌质淡红，少苔，脉沉细。

【诊断】

中医辨证：白疕（肝肾阴虚证）。

西医诊断：寻常型银屑病（静止期，轻度）。

【治法】滋补肝肾，益精退斑。

【方药】六味地黄丸加味。熟地黄24g，山茱萸12g，山药12g，茯苓10g，泽泻10g，牡丹皮10g，白术10g，陈皮10g，苍耳子（先煎）10g，侧柏叶10g，当归10g，白芍12g。7剂，水煎服，每日1剂，分早晚温服。

外用：浅菌净搽剂，外搽头部皮损处，每日2次。

二诊：服上方后，头晕好转，足跟酸痛缓解，头部鳞屑较前减少，仍觉五心烦热，舌质红，少苔，脉沉细。上方去陈皮、当归，加黄柏6g、知母6g、肉桂（后下）3g，继服7剂，经治疗2周后临床痊愈。

【按语】本案是六味地黄丸治疗寻常型银屑病的典型案例。费伯雄《医方论》指出："此方非但治肝肾不足，实三阴并治之剂。有熟地之腻补肾水，即有泽泻之宣泄肾浊以济之；有萸肉之温涩肝经，即有丹皮之清泻肝火以佐之；有山药收摄脾经，即有茯苓之淡渗脾湿以和之。药共六味，而大开大合，三阴并治，洵补方之正鹄也。"

3. 神应养真丹（《宣明论方》）

【组成】羌活10g，木瓜12g，天麻6g，白芍12g，当归10g，菟丝子15g，熟地黄15g，川芎6g。

【功用】滋补肝肾，养血祛风。

【辨证要点】头目眩晕，心烦不寐，筋脉拘急，手足不仁；头发细疏，易于脱落，头部斑丘疹、泛发白屑；舌淡红，少苔，脉弦细。

【方解】神应养真丹主要用于治疗银屑病肝血亏虚，兼有风邪外袭以致风盛血滞、不能荣养之证。方中熟地黄甘温厚润，长于滋阴养血、补肾填精，为补血益阴之要药；当归温可补血，辛则行血；白芍养血益肝；川芎活血行气，补血不滞血，行血不伤血；再伍以木瓜、菟丝子滋养肝肾，祛湿活络；天麻、羌活辛苦而温，祛风通络，引药上行顶巅。全方共奏补益肝肾、养血祛风、通经活络之功。

【医案举例】姚某，男，35岁，公司职员。初诊日期：2019年4月10日。

【主诉】头部泛发红色斑丘疹、鳞屑伴瘙痒2年，加重1周。

【病史】患者2年前无明显诱因头部泛发红色斑丘疹，上覆银白色鳞屑，未予重视，其后鳞屑增多，自觉瘙痒，在外地医院诊断为"头部银屑病"，给予哈西奈德溶液外搽，皮损变薄，停药后病情反复。半个月前患者不慎外感风寒，头部鳞屑增多，自觉瘙痒明显，伴头晕目眩，心烦少寐，双下肢时有抽搐。

【专科情况】头部散在分布淡红色斑丘疹，鳞屑较多，呈银白色，头发呈束状，瘙痒剧烈。

【望、闻、切诊】面色萎黄，舌质淡红，少苔，脉弦细。

【诊断】

中医辨病辨证：白疕（血虚风燥证）。

西医诊断：寻常型银屑病（静止期，轻度）。

【治法】滋补肝肾，养血祛斑。

【方药】神应养真丹加减。熟地黄15g，当归12g，白芍12g，茯苓15g，首乌藤15g，泽泻10g，川芎6g，羌活12g，木瓜15g，天麻10g，菟丝子30g，鸡血藤30g。7剂，水煎服，每日1剂，分早晚温服。

外用：浅菌净搽剂，外搽头部皮损处，每日2次。

二诊：服上方后，头部鳞屑较前减少，头晕减轻，舌质红，少苔，脉细缓。上方去天麻，加白术15g、白蒺藜15g，服用上方后，头部鳞屑明显减少，继服3个月后临床痊愈。

【按语】神应养真丹是治疗头部银屑病的代表方，适用于肝肾不足、血虚血滞、风邪外袭之证，或血虚血燥、生风阳浮、不能荣养毛发肌肤之证。本案患者正值筋骨隆盛、肌肉满壮之年，然其经常头晕目眩，神倦瘦疢，头生疹屑，发细易落，证属银屑病日久，耗伤精血，真阴亏损，卫外不固，感受风邪，故予神应养真丹补肾养血，三擅其功。

四、调气畅血方

气血失调是引起银屑病的病理关键。银屑病的发生、发展与肝密切相关，肝以血为体、以气为用，主疏泄与藏血，调畅气机，推动和调节血与津液运行，即"主为将，使之候外"。若脏腑功能失调、气血失常，先从肝治，即可应升发之气，调动牛机，防御外侮。

1. 柴胡桂枝干姜汤（《伤寒论》）

【组成】柴胡12g，桂枝10g，干姜6g，天花粉12g，黄芩10g，牡蛎（先煎）

10g，炙甘草6g。

【功用】疏利气机，通阳化阴。

【辨证要点】恶寒发热，胸胁胀满，小便不利，口渴心烦，汗出；肌肤泛发红色斑疹、丘疹，上覆大量鳞屑，瘙痒剧烈；舌质红，苔薄白，脉弦细。

【方解】柴胡桂枝干姜汤主要用于治疗银屑病久病脏虚，津液受损，复感风寒，邪入少阳，枢机不利，经气郁结证。方中柴胡性凉质轻，疏解少阳邪热；黄芩气味厚重，清泻少阳郁火，柴、芩相伍，肝胆同治，清疏并行，通利枢机，和解表里；桂枝、干姜通阳化阴，疏利气机；天花粉养阴生津，清热解毒，消痈散肿；牡蛎软坚散结，益阴潜阳，清热解渴；炙甘草益中气、和营卫，解毒邪，调和诸药。诸药合用，疏利枢机，调畅气机，通阳化阴，宣通内外，和调气血。

【医案举例】郭某某，女，58岁，工人。初诊日期：2018年10月24日。

【主诉】双手足掌跖部泛发红斑、疱疹、鳞屑，伴瘙痒2年，加重2个月。

【病史】2年前，患者无明显诱因双手足掌跖部出现红斑，兼见黄褐色粟粒样脓疱、丘疹，上覆鳞屑，自觉瘙痒，曾在外地医院诊断为"掌跖脓疱病"，给予外用药物治疗，病情有所好转。2个月前，患者复感风寒，手足部脓疱增多，上覆大量鳞屑，伴心烦急躁，咽干少寐。

【专科情况】手足掌跖部暗红斑基础上散在分布黄褐色脓疱、丘疹，上覆白色鳞屑，局部干燥粗糙，瘙痒剧烈。

【望、闻、切诊】舌质红，苔白腻，脉弦滑。

【诊断】

中医辨病辨证：痈疮（少阳气化不利证）。

西医诊断：掌跖脓疱病。

【治法】通阳化阴，散结祛斑。

【方药】柴胡桂枝干姜汤加味。柴胡12g，桂枝10g，干姜 6g，天花粉

15g，黄芩12g，鸡血藤30g，白芍12g，川芎10g，丹参15g，白术15g，牡蛎（先煎）30g，炙甘草6g。7剂，水煎服，每日1剂，分早晚温服。

外用：普连膏，外搽局部皮损处，每日2次。

二诊：服上方后，手足部脓疱部分干枯，鳞屑较前减少，自觉乏力，纳呆，舌质淡红，苔白腻，脉沉滑。上方去牡蛎、天花粉，加党参15g、茯苓15g，继服7剂。

【按语】柴胡桂枝干姜汤主要用于治疗银屑病久病伤阴、复感外邪、少阳兼气化失常证，临证应用较为广泛，特别适用于五脏虚弱、少阳气化失常之脓疱型银屑病。尾台榕堂《类聚方广义》曰："凡劳瘵、肺痿、肺痈、痈疽、瘰疬、痔漏、结毒、梅毒等，经久不愈，渐就衰惫，胸满干呕，寒热交作，动悸烦闷……面无血色，精神困乏，不耐厚药者，宜此方。"本案患者为女性，年近六旬，心气始衰，血气懈惰，加之病久缠绵，耗伤气血，复感外邪，经气郁结，枢机不利，故予柴胡桂枝干姜汤，疏利气机，通阳化阴，极为合拍。

2. 柴胡疏肝散（《证治准绳》引《医学统旨》方）

【组成】柴胡6g，陈皮6g，川芎5g，白芍5g，枳壳5g，香附5g，甘草3g。

【功用】疏肝解郁，行气散结。

【辨证要点】胁肋胀痛，嗳气叹息，脘腹胀满，烦躁易怒，情志抑郁；肌肤泛发暗红色斑块、丘疹，鳞屑层叠，瘙痒剧烈；舌质红，苔薄黄，脉弦。

【方解】柴胡疏肝散主要用于治疗银屑病肝气郁结，失于疏泄，气郁血滞证。方中柴胡疏肝解郁，条达肝气；白芍养肝敛阴，和营止痛，与柴胡相伍一散一收，助柴胡疏肝，相反相成，共为君药；枳壳行气消滞通痞塞，开胸宽肠破结实，与柴胡相伍一升一降，加强疏肝理气之功，条达郁结；白芍、甘草相伍缓急止痛，疏理肝气以和脾胃；川芎行气开郁，活血止痛；香附、陈皮疏肝和胃，疏散郁遏之气。诸药合用，辛行散结，苦降通利，可解除气滞郁结。

【医案举例】李某，女，36岁，公司职员。初诊日期：2018年2月22日。

【主诉】躯干部泛发红色斑块、丘疹、鳞屑，伴瘙痒3年，加重1周。

【病史】患者3年前因与家人怄气，躯干部、头部泛发红色丘疹，上覆银白色鳞屑，自觉瘙痒，在外地医院就诊，诊断为"寻常型银屑病"，给予复方氟米松软膏外搽，皮损好转。其后每遇情志不舒则躯干部及头部鳞屑增多。1周前，患者复因生气后躯干部皮损增多，以躯干胁肋部为著，头部鳞屑层叠，自觉瘙痒明显。无脓疱、无关节疼痛，伴烦躁易怒，善叹息，脘腹胀满，月经先后不定期。

【专科情况】躯干部及头部散在分布红色斑块、丘疹，上覆白色鳞屑，鳞屑层叠，瘙痒剧烈。

【望、闻、切诊】面色青暗，舌质红，苔薄黄，脉弦。

【诊断】

中医辨病辨证：白疕（肝气郁结证）。

西医诊断：寻常型银屑病（进行期，中度）。

【治法】疏肝解郁，行气祛斑。

【方药】柴胡疏肝散加味。柴胡10g，当归12g，香附12g，枳壳12g，陈皮6g，白术15g，郁金12g，川芎10g，丝瓜络12g，白蒺藜12g，白芍12g，鸡血藤30g，炙甘草6g。7剂，水煎服，每日1剂，分早晚温服。

外用：消银膏，外搽局部皮损处，每日2次。

二诊：服上方后，患者腹胀好转，躯干部斑块呈淡红色，鳞屑较前减少，仍觉瘙痒，舌质红，苔薄黄，脉弦细。上方去丝瓜络、枳壳，加茯苓15g、僵蚕12g、牡蛎30g，以加强祛风止痒功效，继服3个月后痊愈。

【按语】柴胡疏肝散是治疗肝气郁结、失于疏泄、气郁导致血滞的代表方。肝主升主动，肝失疏泄，气机不畅，气机郁结，则致气血不和、气滞血瘀诸证。

如《素问·举痛论》曰："百病生于气也。"可见，肝脏在调畅气机、调畅情志、调和气血中发挥着至关重要的作用。本案患者经年气机不畅，郁遏失达，致脾虚不运，生化乏源，气滞血瘀，当疏肝解郁、行气活血以治之。

3. 加味逍遥散（《内科摘要》）

【组成】柴胡10g，白芍10g，当归10g，白术10g，茯苓10g，牡丹皮6g，栀子6g，炙甘草6g，煨生姜3g，薄荷（后下）3g。

【功用】疏肝清热，养血健脾。

【辨证要点】头痛目涩，烦躁易怒，烦赤口干，少腹胀痛，小便短赤；肌肤潮热，泛发斑疹、丘疹、斑块，鳞屑层叠，瘙痒剧烈；舌质红，苔薄黄，脉弦数。

【方解】加味逍遥散主要用于治疗银屑病肝郁血虚、内有郁热证。张秉成《成方便读》曰："夫肝属木，乃生气所寓，为藏血之地，其性刚介而喜条达，必须水以涵之，土以培之，然后得遂其生长之意。若七情内伤，或六淫外束，犯之则木郁而病变多矣。此方以当归、白芍之养血，以涵其肝；苓、术、甘草之补土，以培其本；柴胡、薄荷、煨生姜俱系辛散气升之物，以顺肝之性，而使之不郁，如是则六淫七情之邪皆治而前证岂有不愈者哉。本方加丹皮、黑山栀各一钱，名加味逍遥散。治怒气伤肝，血少化火之证。故以丹皮之能入肝胆血分者，以清泄其火邪，黑山栀亦入营分，能引上焦心肺之热，屈曲下行，合于前方中自能解郁散火，火退则诸病皆愈耳。"

【医案举例】朱某，女，18岁，学生。初诊日期：2018年3月23日。

【主诉】头部、四肢泛发红色斑丘疹、鳞屑，伴瘙痒3年。

【病史】3年前，患者由于学习压力过大，头部逐渐泛发红色丘疹，双上肢散在分布红色斑丘疹，其上覆银白色鳞屑，瘙痒明显，搔抓后出血，在外地医院就诊，诊断为"寻常型银屑病"，给予曲安奈德溶液外搽头部，皮损好转。

其后每遇情志不遂或学习紧张后头部丘疹、鳞屑增多，头痛目涩，烦躁易怒，月经不调，经行腹痛。

【专科情况】头部及四肢泛发红色斑丘疹，部分皮损肥厚，其上覆白色鳞屑，瘙痒剧烈，头部有散在血痂。

【望、闻、切诊】面色萎黄，舌质红，苔薄黄，脉弦数。

【诊断】

中医辨病辨证：白疕（肝经郁热证）。

西医诊断：寻常型银屑病（进行期，中度）。

【治法】疏肝清热，养血祛斑。

【方药】加味逍遥散加减。柴胡10g，白芍12g，生地黄15g，当归12g，白术15g，茯苓15g，牡丹皮10g，炒栀子12g，香附10g，陈皮10g，煨生姜6g，白蒺藜12g，蝉蜕10g，薄荷（后下）6g，炙甘草6g。7剂，水煎服，每日1剂，分早晚温服。

外用：10%黑豆馏油软膏，外搽局部皮损处，每日2次。

二诊：服上方后，头痛目涩好转，头部鳞屑减少，无新发皮损，舌质淡红，苔薄黄，脉弦细。上方去炒栀子、陈皮，加炒僵蚕12g、皂角刺6g，继服7剂，经治疗3个月后临床痊愈。

【按语】经云："木郁则达之。"本案从肝而治，重在疏达肝木之郁结，清泻蕴结之郁热，兼以补土养血以柔肝，肝气调畅，肝血充盈，郁热清解，诸症得除。如吴谦《医宗金鉴·删补名医方论（四）》载："肝木之所以郁，其说有二：一为土虚不能升木也，一为血少不能养肝也。盖肝为木气，全赖土以滋培，水以灌溉。若中土虚，则木不升而郁。阴血少，则肝不滋而枯。方中白术、茯苓者，助土德以升木也。当归、白芍者，益荣血以养肝也。薄荷解热，甘草和中。独柴胡一味，一以为厥阴之报使，一以升发诸阳。经云：木郁则达之。遂其曲直之性，故名曰逍遥。若内热、外热盛者，加丹皮解肌热，炒栀清内热，此加味逍遥散之义也。"

4. 当归饮子（《医宗金鉴·外科心法要诀》）

【组成】当归10g，川芎6g，白芍10g，生地黄12g，黄芪15g，何首乌10g，白蒺藜12g，荆芥6g，防风6g，炙甘草6g。

【功用】养血祛风止痒。

【辨证要点】头晕目眩，心烦少寐，口燥咽干；皮肤泛发疮疥，或肿或痒，斑疹色赤，瘾瘕，鳞屑瘙痒；舌质红，少津，脉虚弦。

【方解】当归饮子主要用于治疗血虚，或银屑病久耗伤阴血、内蕴风热证。阴血亏虚，肝脉失养，髓海失荣，则头晕目眩；血虚致心脉失养，则心悸少寐；阴虚，津液不能上承，则口燥咽干；阴血亏虚，血脉不充，肌肤失养，则生斑疹、疮疥；血虚复加风热，则生鳞屑，瘙痒剧烈。故治宜益肝养血，祛风止痒。方中当归、生地黄、何首乌养血益肝，滋阴增液；防风、荆芥、白蒺藜疏风清热止痒；黄芪、炙甘草补中益气。诸药合用，养血润燥，祛风止痒。该方多用于治疗银屑病血虚风燥证。

【医案举例】张某某，女，39岁，农民。初诊日期：2018年7月4日。

【主诉】全身泛发淡红色丘疹、鳞屑伴瘙痒，手部脓疱伴脱屑2年。

【病史】2年前，患者无明显诱因双手掌泛发红斑，兼见黄色粟粒样脓疱，肿胀不适，上覆银白色鳞屑，瘙痒明显，搔抓后出血，头部、躯干部、双上肢肘窝处见散在丘疹，覆以银白色鳞屑，在外地医院就诊，诊断为"寻常型银屑病"，给予曲安奈德溶液外搽头部，复方氟米松软膏外搽双手掌，皮损好转。其后每遇劳累和行经后头部鳞屑增多，头晕乏力、心烦少寐，月经量少，月经延期。

【专科情况】头部、躯干部、双上肢泛发淡红色丘疹，上覆白色糠秕样鳞屑，肌肤干燥，见抓痕、血痂。

【望、闻、切诊】舌质淡红，少津，苔薄，脉虚弦。

【诊断】

中医辨病辨证：白疕（血虚风燥证）。

西医诊断：寻常型银屑病（静止期，中度）。

【治法】养血润燥，祛风止痒。

【方药】当归饮子加减。当归10g，川芎6g，白芍10g，熟地黄15g，制何首乌10g，炙黄芪30g，白蒺藜12g，白术12g，荆芥6g，蝉蜕12g，防风6g，鸡血藤30g，炙甘草6g。7剂，水煎服，每日1剂，早晚温服。

外用：消银膏，外搽局部皮损处，每日2次。

二诊：患者服用上方后，头部鳞屑减少，躯干、双上肢丘疹较前减少，头晕乏力好转，舌质淡红，苔薄白，脉弦细。上方去鸡血藤，加郁金12 g，继服1个月后病情好转。

【按语】吴昆《医方考》云："人之身，气血而已。气者百骸之父，血者百骸之母，不可使其失养者也。"大凡久病耗血，或体虚精亏血少，或脾胃虚弱，气血生化乏源，或瘀血内结，新血生化障碍，皆可致津枯血少，失润化燥，肌肤失养，故见肌肤甲错，干燥脱屑，瘙痒难忍。本案患者因长期过劳，加之病久血虚，更有年近六七，阳明脉衰，血脉失充，肌肤失养，故致遍生斑疹、丘疹、鳞屑，瘙痒难耐。"医家之所以补偏救弊者，亦惟血与气耳。故一切补气诸方，皆从四君化出；一切补血诸方，又当从四物而化也。"故用当归饮子加减治疗。

5.龙胆泻肝汤（《医方集解》）

【组成】龙胆草6g，黄芩10g，栀子10g，泽泻12g，木通6g，车前子10g，当归6g，生地黄10g，柴胡6g，甘草6g。

【功用】清泻肝胆实火，清利肝经湿热。

【辨证要点】头痛目赤，口苦胁痛，耳聋耳肿；阴肿阴痒，溺赤带下黄臭，筋痿；肌肤泛发红色丘疹、斑疹，鳞屑层叠，瘙痒剧烈；舌质红，苔黄，脉弦数有力。

【方解】龙胆泻肝汤主要用于治疗银屑病肝胆实火上炎或肝胆湿热循经下注证。肝火循经上炎，则头耳作痛、口苦、听力失聪；湿热循经下注，则阴部为患。治当清泻肝胆实火，清利肝经湿热。方中龙胆草苦寒清热，既泻肝胆实火，又利肝经湿热，泻火除湿，为君药；与栀子、黄芩相配，则泻火之力更强，又燥湿清热，助君泻火除湿，为臣药；再配泽泻、木通、车前子泻火利湿，使湿热从小便而下；用当归、生地黄滋阴养血，泻中有补，使泻火之药不致苦燥伤阴，亦防因肝胆实火而致耗伤阴液；柴胡疏肝解热，并引诸药归肝、胆之经；甘草护胃安中，解毒，调和诸药。

【医案举例】刘某某，男，46岁，工人。初诊日期：2019年10月20日。

【主诉】全身泛发红色斑疹、丘疹、鳞屑，伴瘙痒4年，加重1周。

【病史】患者4年前因外感风寒后全身泛发红色斑丘疹，尤以头部、腰骶及双下肢为著，上覆银白色鳞屑，自觉瘙痒。先后在区内外多家医院就诊，给予内服、外用药物治疗（具体药物不详），症状未见明显改善。1周前，患者因工作情志不畅，与人斗殴，之后又大量饮酒，头部、腰骶及双下肢皮损面积扩大，斑块肥厚鲜红，上覆银白色层叠鳞屑，躯干部可见黄豆大小红色斑丘疹，上覆细薄银白色鳞屑，刮除鳞屑可见薄膜反应及点状出血，瘙痒剧烈，头痛耳胀，胁肋胀痛，口苦，溲赤便秘，阴湿阴痒。

【专科情况】全身泛发红色斑疹、丘疹及大小不等斑块，尤以头部、腰骶部、双下肢为著，斑块肥厚，上覆白色和黄褐色厚重鳞屑，易剥脱，点状出血，瘙痒剧烈，见大量血痂及同形反应斑。

【望、问、切诊】面色红赤，舌质红，苔薄黄，脉弦滑。

【辅助检查】实验室检查示：肝功能、血脂、血糖未见异常。尿酸

474.5 μmol/L，CRP 16.14 mg/L。

【诊断】

中医辨病辨证：白疕（肝胆湿热证）。

西医诊断：寻常型银屑病（进行期，重度）。

【治法】清利肝经湿热，泄浊祛斑。

【方药】龙胆泻肝汤加减。龙胆草10g，栀子12g，黄芩12g，柴胡6g，车前子（包煎）15g，泽泻15g，当归10g，苍术12g，薏苡仁30g，牡丹皮10g，白术15g，茵陈10g，生地黄15g，川木通5g，甘草6g。7剂，水煎服，每日1剂，分早晚温服。

外用：普连膏，外搽局部皮损处，每日2次。

【按语】本案主因情志抑郁不畅，气机郁滞，郁而化火，复因暴怒伤肝，肝气暴张，致肝火上冲；加之郁火鸱张，大量饮酒，火热之邪入于血分，腐蚀血肉，发为痈肿疮疡；火热之邪消灼阴液，故使阴津耗伤；火热之邪燔灼肝经，劫耗阴液，筋脉失养，生风动血，泛生鳞屑，遍起斑疹；过食辛烈，损伤脾胃，气机升降失常，聚湿生痰，与火热之邪奸结为害，变发痈疡疮毒；湿为阴邪，易伤阳气，且重浊黏滞趋下，故斑块肥厚，鳞屑厚腻，下部为著。施以龙胆泻肝汤，泻中寓补，利中有滋，降中兼升，祛邪而不伤正，泻火而不伐胃，火降热清，湿浊得利，大有战胜抚绥之意，诸症得除。

6.养血润肤饮（《外科证治全书》）

【组成】生地黄15g，熟地黄15g，当归10g，黄芪30g，天门冬10g，麦冬10g，桃仁10g，红花6g，天花粉15g，黄芩6g，升麻3g。

【功用】滋阴养血，润燥止痒。

【辨证要点】头晕目眩，心烦少寐，口燥咽干，面色少华；皮肤干燥，燥痒起屑，鳞屑层叠，渐渐痒极，延及耳项，有时痛如针刺；舌质红，少津，脉细弱。

【方解】养血润肤饮主要用于治疗银屑病阴血虚弱或病久耗伤阴血、肌肤失养证。肝主藏血，阴血亏虚，肝脉失养，脑海不荣，则头晕目眩，面色少华；心脉失养，则心悸少寐；阴虚，津液不能上承，则口燥咽干；营血亏虚，血脉不充，肌肤失养，则皮肤干燥，遍生鳞屑，瘙痒无度。故治宜滋阴养血，润燥止痒。方中生地黄、熟地黄、当归益肝养血，滋阴填精；黄芪益气化源，气旺则血生；天门冬、麦冬、天花粉益阴增液，填肾精，降虚热；桃仁、红花行血活血，通经散瘀；黄芩清解少阳邪热，兼以燥湿；升麻引阳明清气上升，兼以解毒。全方共奏滋阴养血、润燥止痒之功。

【医案举例】张某某，女，58岁，工人。初诊日期：2018年10月24日。

【主诉】全身泛发淡红色斑丘疹、鳞屑伴瘙痒10年，加重1个月。

【病史】患者10年前无明显诱因躯干部出现绿豆大小丘疹，上覆银白色鳞屑，自觉瘙痒，未予重视，其后皮损增多，遂在外地医院皮肤科就诊，诊断为"寻常型银屑病"，给予口服及外用药物治疗（具体药物不详），皮损明显改善。其后反复发作，1个月前，患者躯干部皮损突然增多，上覆银白色鳞屑，波及头面部，分布广泛，瘙痒明显。

【专科情况】全身散在分布淡红色斑丘疹、斑块，其上覆银白色鳞屑，瘙痒剧烈，刮去鳞屑可见薄膜现象及点状出血，皮肤干燥，面部、头部鳞屑较多，指甲受累，可见点状凹陷。

【望、问、切诊】舌质淡红，苔薄白，脉沉细。

【诊断】

中医辨病辨证：白疕（阴虚血燥证）。

西医诊断：寻常型银屑病（进行期，中度）。

【治法】益阴润燥，祛斑止痒。

【方药】养血润肤饮加减。熟地黄15g，生地黄15g，麦冬10g，天门冬10g，炙黄芪30g，丹参15g，玄参15g，当归10g，桃仁10g，红花6g，升麻3g，制何首乌12g，白术12g，鸡血藤30g。7剂，水煎服，每日1剂，早晚温服。

外用：10%黑豆馏油软膏，外搽局部皮损处，每日2次。

【按语】《灵枢·天年》曰："五十岁，肝气始衰，肝叶始薄，胆汁始减，目始不明。六十岁，心气始衰，苦忧悲，血气懈惰，故好卧。"本案患者为女性，五十有八，肝气心血业已衰惫，复有重疴白疕缠扰10年，伤精耗气，阴血亏虚，化燥生风，诸症蜂起。故予养血润肤饮，重用生地黄养肝血，补五脏内伤不足，通血脉，益气力；熟地黄补肾填精，滋养阴血；当归养肝血、益心血，润燥敛疮；麦冬润肺养阴，益胃生津，滋水源，清燥金；天门冬入肺肾，滋阴润燥，清金降火，保肺气，通肾气，养肌肤；重用炙黄芪补脾益肺，固表托疮，使有形之血生于无形之气，以资化源，气旺血生；更有桃仁、红花养血活血，除血结、血秘、血燥，通润散肿，使补血而不滞腻；升麻苦燥除湿，引阳明清气上升，滋阴不滞邪，升浮以行生长之令。合而用之，心、肝、脾、肺、肾阴血兼补，以补肝血为主，气血并行，诸症自愈。

7. 桂枝茯苓丸（《金匮要略》）

【组成】桂枝10g，茯苓10g，牡丹皮10g，芍药10g，桃仁10g。

【功用】活血化瘀祛痰，消癥散瘕。

【辨证要点】下腹刺痛、拒按，触之有包块，头目昏晕，心烦，动悸；肌肤泛发肥厚斑疹、斑块，色暗红，覆以厚屑，自觉瘙痒；舌质紫暗，有瘀点，苔白滑，脉沉涩。

【方解】桂枝茯苓丸主要用于治疗银屑病寒凝血瘀、痰滞经络证。《金匮要略》原治妇人素有癥块，致妊娠胎动不安或漏下不止之证。证由瘀阻胞宫所致，"瘕之初，必因寒""瘕之成，必夹湿热为窠囊"，即痰瘀互结，而致癥瘕。

寒凝血瘀，停于胞宫，冲任失调，则下腹疼痛，刺痛拒按；瘀血困滞肝脉，血虚无以荣润于上，则头目眩晕；心失所养，湿热内扰，则虚烦心悸；瘀血阻滞肝脉，气血运行不畅，寒热水湿之邪与气搏结，聚而生斑脱屑，肥厚瘙痒。病性本虚标实，病位在肝、脾、肾，重在调肝。治当活血化瘀祛痰、消癥散瘕。

【医案举例】张某某，女，46岁，工人。初诊日期：2019年12月6日。

【主诉】全身泛发暗红色斑丘疹、斑块、鳞屑伴瘙痒5年，加重2个月。

【病史】患者5年前无明显诱因全身出现散在红斑、丘疹，伴瘙痒不适，曾在外地医院就诊，诊断为"寻常型银屑病"，给予口服及外用药物治疗，未见明显好转，且皮损逐渐增多、增厚，覆以厚屑，瘙痒剧烈。2个月前，患者因工作而情志不舒，与家人怄气，皮损加重，故来我院就诊，门诊以"寻常型银屑病"收住入院。入院症见：患者面色晦暗，躯干及四肢伸侧泛发暗红色大小不等的肥厚斑块、丘疹，上覆黄褐色厚屑，不易剥脱，自觉瘙痒剧烈，时常头目眩晕，心烦心悸，少腹疼痛，月经5年未行，白带量多。

【专科情况】躯干及四肢伸侧泛发暗红色肥厚斑块、斑疹，大小不等，散在分布丘疹，皮肤干燥，上覆大量厚屑，不易剥脱，剥去则点状出血。

【望、问、切诊】舌质暗红，苔薄白，脉涩。

【辅助检查】生化检示：尿酸507.8 μmol/L，总胆汁酸19.3 μmol/L。血常规、尿常规、便常规未见异常。心电图检查示：正常心电图。胸部正侧位片示：双肺间质性改变，主动脉迂曲。

【诊断】

中医辨病辨证：白疕（痰瘀互结证）。

西医诊断：寻常型银屑病（进行期，中度）。

【治法】活血化瘀祛痰，消癥散瘕。

【方药】桂枝茯苓丸加味。桂枝6g，茯苓15g，牡丹皮10g，赤芍12g，桃仁12g，黄芪30g，枳壳10g，香附12g，红花6g，半夏10g，僵蚕10g，牡蛎30g。7剂，水煎服，每日1剂，分早晚温服。

外用：消银膏，外搽局部皮损处，每日2次。

【按语】《诸病源候论·癥瘕诸病》载："癥瘕者，皆由寒温不调，饮食不化，与脏气相搏结所生也。"本案患者年逾六七，三阳脉衰，加之情志不遂，致肝气郁结，肝失疏泄，气机失常，寒热不调，饮食不化，而生痰湿瘀血，形成癥瘕，肌肤甲错。《本经疏证》云：桂枝"能利关节，温经通脉……其用之道有六：曰和营，曰通阳，曰利水，曰下气，曰行瘀，曰补中。其功最大，施之最广，无如桂枝汤，则和营其首功也"。据现代药理学研究，桂枝有缓解血管平滑肌痉挛的作用。调和气血即通过桂枝扩张血管、调节血液循环，以促进炎症消散。故遣桂枝化气通阳，消其本寒；茯苓渗湿健脾，化痰散滞；牡丹皮活血祛瘀，兼以清热；桃仁破恶血，消癥瘕；赤芍配黄芪祛瘀扶脾，以统血养正祛邪；佐以豁痰散结之半夏、僵蚕、牡蛎，使瘀消癥退。临床应用本方时要注重望诊和腹诊两个方面。望诊可见患者多面色暗滞、眼周发黑，下眼睑多有充血，肌肤甲错；唇色暗红、舌质暗紫等。腹诊可见腹直肌紧张，皮损斑块肥厚，鳞屑层叠，瘙痒剧烈；或能触及包块，包块质软可滑动，按之疼痛明显。通过活血化瘀、去瘀生新、散解凝滞以治诸症。临证应用，可遵胡希恕言："本方不仅能治妇人癥病下血，且无论男女因瘀血而下血或其他血证，不宜桃核承气汤的攻下者，大多宜本方。"

8. 温经汤（《金匮要略》）

【组成】吴茱萸10g，当归6g，芍药6g，川芎6g，麦冬10g，半夏6g，人参6g，阿胶（烊化）6g，桂枝6g，牡丹皮6g，生姜6g，甘草6g。

【功用】温经散寒，养血祛瘀。

【辨证要点】月经先后不定期，或漏下不止，或经行腹痛，血色暗淡有块，少腹里急，腹满，入暮发热，手足心烦热，唇干口燥；全身泛发暗红色斑丘疹、斑块，以小腹、会阴、腰骶部为著，覆以厚屑，瘙痒剧烈，赤脉怒张；舌质暗红，少苔，脉细涩。

【方解】本方主要用于治疗银屑病肝经或冲任虚寒、瘀血阻滞证。冲为血海，任主胞胎，二脉皆起于胞宫，行于少腹，与肝、胆、脾、肾、肺关系密切。冲任虚寒、血凝气滞，故小腹、会阴、腰骶部斑丘疹泛发，斑块肥厚，鳞屑瘙痒，少腹里急，腹满，月经先后不定期；瘀血阻滞，血不循经，冲任不固，则崩中漏下，或先期量多；寒滞肝脉，经行不畅，则经行腹痛；瘀血阻滞，失于濡润，口干唇燥，赤脉怒张；阴血耗损，虚热内生，则发热，手足心烦热。证属瘀、寒、虚、热错杂，病由肝、肾、脾、肺、胆而发，然以冲任虚寒、瘀血阻滞为主，治当温经散寒、祛瘀养血。方以辛热芳香、入肝经气分，功擅温经散寒、疏肝止痛之吴茱萸为君药；当归、川芎、牡丹皮入肝经血分，活血祛瘀、行血调经为臣药；阿胶、芍药养血益肝、滋阴润燥；麦冬益肺养阴，兼清虚热，制吴茱萸之辛燥；人参、甘草益气健脾，以资生化，阳生阴长，气旺血充；半夏、生姜辛开散结，燥湿通降；桂枝温通血脉；以上八药共助祛瘀通脉，均为佐药。诸药合用，温、清、补、消并用，以温经补养为主；暖肝、益肺、健脾、降胃同治，以暖肝养血为主；大队温补与少量寒凉相伍，刚柔相济，温而不燥，共奏温养化瘀之功。

【医案举例】刘某某，女，35岁，公司职员。初诊日期：2019年1月9日。

【主诉】全身泛发淡红色斑块伴鳞屑5年，加重6个月。

【病史】患者5年前无明显诱因腰腹部出现大量红色斑疹、丘疹，其上覆银白色鳞屑，到多家医院皮肤科就诊，诊断为"寻常型银屑病"，给予复方氟米松软膏外搽，消银胶囊口服，皮损好转。其后反复发作。6个月前，患者因病而情志不畅，复由经期劳累，全身斑丘疹突然增多，以小腹、腰骶部为著，皮损肥厚，上覆银白色鳞屑，自觉瘙痒。既往月经周期不规律，痛经，月经量少，色暗红，伴有血块。

【专科情况】全身泛发淡红色丘疹、斑疹、斑块，且以小腹、腰骶部为著，皮损肥厚，其上覆银白色厚屑，不易剥去，瘙痒剧烈，小腹与股内侧赤脉怒张。

【望、闻、切诊】形体消瘦，面色萎黄，手足心热，入暮为甚，舌质暗红，少苔，脉细涩。

【诊断】

中医辨病辨证：白疕（冲任虚寒证）。

西医诊断：寻常型银屑病（进行期，中度）。

【治法】温经养血，散瘀祛斑。

【方药】温经汤加减。吴茱萸10g，当归10g，川芎6g，熟地黄15g，白芍15g，牡丹皮10g，炮姜6g，半夏10g，党参15g，白术15g，桂枝10g，麦冬10g，鸡血藤30g，香附10g，炙甘草6g。7剂，水煎服，每日1剂，分早晚温服。

外用：消银膏，外搽局部皮损处，每日2次。

【按语】患者罹患重病5年不愈，且迁延加重，四诊合参，辨证为冲任虚寒，瘀血阻滞，故掌握以下指征而遣以温经汤治疗。一是体质。本案患者形瘦，面色萎黄，皮肤粗糙，肌肤甲错，面部有褐斑，脉细涩无力。二是手足烦热、口唇干燥、暮即发热等瘀血证。三是皮损以腰腹部为著，伴小腹里急，腹满，腹直肌紧张，腹壁按之软而无力，腹虽胀满却无包块可及。临证时应灵活调整方中药物剂量，血虚明显者，加大当归、白芍、阿胶的用量；瘀血甚者，加大川芎、牡丹皮用量；寒象明显者，加大吴茱萸、桂枝、炮姜用量。刘渡舟教授提出，凡用温经汤必须重用麦冬，因其既能滋肺胃之津液，又能通心肺而养营血。同时，还能兼制吴茱萸、桂枝等温燥而避免耗阴，可以减少服药后引起的头晕、咽干、心烦等副作用。该方应用范围广泛，以寒凝血瘀为辨证要点，如徐彬《金匮要略论注》言："药用温经汤者，其证因半产之虚而积冷气结，血乃瘀而不去。故以归、芍、芎调血，吴萸、桂枝以温其血分之气而行其瘀。肺为气主，麦冬、阿胶以补其本。土以统血，参、甘以补其虚，丹皮以去标热。然下利已久，脾气有伤，故以姜、半正脾气。名曰温经汤，治其本也。惟温经，故凡血分虚寒而不调者，皆主之。"

9. 血府逐瘀汤（《医林改错》）

【组成】桃仁12g，红花10g，当归10g，生地黄10g，枳壳6g，赤芍6g，柴胡3g，甘草6g，桔梗5g，川芎5g，牛膝10g。

【功用】活血祛瘀，行气止痛。

【辨证要点】胸痛、头痛，痛如针刺，急躁易怒，内热瞀闷，心悸失眠，入暮潮热，呃逆呛水；全身泛发暗红色斑疹、斑块，胸腹、躯干部斑块肥厚，鳞屑层叠，瘙痒剧烈；舌紫暗或有瘀斑，少苔，脉涩或弦紧。

【方解】本方主要用于治疗银屑病瘀血内阻胸部、气机郁滞证。胸中系气之所宗、血之所聚，肝经循行之分野，心、肺、脾、肾、胃、任、督等脉布行。血瘀胸中，气机阻滞，清阳郁遏不升，则胸痛、头痛，痛如针刺有定处，泛发斑疹、斑块，色暗红，肥厚，鳞屑层叠，经久不退，尤以胸腹、躯干部为著；瘀久化热，内热瞀闷，入暮潮热，瘀热扰心，心烦失眠，瘙痒烦躁；郁滞日久，肝失条达，则急躁易怒。证属血瘀气滞，病与肝、肺、心、脾、肾、胃相关，然以血瘀为主，兼夹气滞。肝主司血气，治当活血化瘀、行气止痛。方中桃仁、红花入肝、肺、心经血分，活血祛瘀，行滞润燥，共为君药；川芎、赤芍助君活血祛瘀；牛膝祛瘀通脉，并引血下行，共为臣药；生地黄配当归养血和血，兼以益阴，使祛瘀而不伤阴血；柴胡、枳壳、桔梗宽胸中之气滞，疏肝解郁，升达清阳，并使气行血亦行，升降开阖，共为佐药；甘草协调诸药为使。合而用之，活血与行气相伍，祛瘀解郁；活血与养血同施，祛瘀不耗血，行气不伤阴；升降兼顾，升达清阳，降泄下行，气血和调。

【医案举例】樊某某，男，60岁，退休工人。初诊日期：2018年10月14日。

【主诉】全身泛发暗红色斑丘疹、斑块、鳞屑伴瘙痒30年。

【病史】30年前，患者因经济纠纷与同事大动干戈，随后全身泛发红色斑丘疹、斑块，上覆银白色鳞屑，且进行性加重，自觉瘙痒，烦躁易怒，心悸失眠，头痛头胀，潮热盗汗，曾在多家医院诊断为"寻常型银屑病"，给予口服及外用药物治疗，皮损无明显改善。为求进一步治疗，来我院就诊，门诊以"寻常型银屑病"收住入院。入院症见：全身泛发暗红色丘疹、斑疹和大小不等的斑块，部分肥厚红肿，以胸腹部为著，白色鳞屑累累，自觉瘙痒剧烈，可见血痂，心烦口苦，胸部胀闷，头痛头晕，口唇紫暗，双目暗黑，指（趾）甲肥厚缺损。

【专科情况】全身泛发暗红色斑块、斑疹、丘疹，肥厚突起，以胸腹部为著，鳞屑层叠，口唇紫暗，两目暗黑，胸部胀闷不适。

【望、问、切诊】舌质暗红，瘀斑瘀点，苔薄白，脉弦紧。

【诊断】

中医辨病辨证：白疕（血瘀气滞证）。

西医诊断：寻常型银屑病（静止期，重度）。

【治法】活血行气，散瘀祛斑。

【方药】血府逐瘀汤加减。桃仁12g，红花10g，当归10g，生地黄15g，川芎6g，赤芍10g，川牛膝10g，炒柴胡6g，枳壳10g，桔梗6g，瓜蒌15g，甘草6g。7剂，水煎服，每日1剂，分早晚温服。

外用：消银膏，外搽局部皮损处，每日2次。

【按语】本案患者年逾六旬，病史30载，因气机郁滞，令正气内伤，血脉凝积，致瘀血内停，营卫受阻，外不能濡肌肤，内无以荣脏腑，故肌肤甲错，斑疹累累、肥厚肿胀，鳞屑层叠；瘀血阻滞不能营于面窍，新血渗灌不周，则唇目暗黑。故治以活血化瘀、行气祛斑之法，予活血行气相伍、祛瘀养血同施、升降出入兼顾之血府逐瘀汤，俾气血和调，诸症得愈。

五、脉和神明方

1. 犀角地黄汤（《备急千金要方》）

【组成】犀牛角6g，生地黄15g，牡丹皮10g，芍药10g。

【功用】清热解毒，凉血散瘀。

【辨证要点】热扰心神，身热谵语，舌绛起刺，蓄血瘀热，喜忘如狂，漱水不欲咽，大便色黑易解；热伤血络，吐血、衄血、便血、尿血，全身泛发点滴样红色丘疹、斑疹，色泽潮红，广泛分布，覆以鳞屑，自觉瘙痒；咽痛，臀核肿大；舌质红绛，少苔，脉数。

【方解】本方主要用于治疗银屑病热毒炽盛血分证。心主血，又主神明，热入血分，一则热扰心神，致躁扰昏狂；二则热邪迫血妄行，致使血不循经，溢出脉外而吐血、衄血、便血、尿血，离经之血留阻体内，又可发斑，广泛出现丘疹、斑疹，色泽潮红，覆以鳞屑；三则血分热毒耗伤津液，血因津少而浓稠，运行涩滞，渐聚成瘀，故舌紫绛而干。此时若不清其热则血不宁，不散其血则瘀不去，不滋其阴则火不熄，不清其心则热毒深陷，扰乱心神。正如叶天士所谓"入血就恐耗血动血，直须凉血散血"。治当以清热解毒、凉血散瘀为法，方用苦咸寒而归心经血分之犀牛角为君，凉血清心，泻火解毒，使火平热降、毒解血宁；臣以甘寒而归心经血分之生地黄，清热凉血，滋阴生津，助犀牛角清热凉血止血，恢复已失之阴血；用苦酸微寒之芍药与辛苦微寒之牡丹皮共为佐药，清热凉血，活血散瘀，可收化斑之功。四药相配，共成清热解毒、凉血散瘀之剂。本方凉血与活血散瘀并用，热清血宁而无耗血动血之虑，清气与养阴同施，凉血止血又无冰伏留瘀之弊，尤适用于各类银屑病之血热证与毒盛证。

【医案举例】栗某某，男，42岁，工人。初诊日期：2018年7月11日。

【主诉】全身泛发红色丘疹、斑丘疹、鳞屑，伴瘙痒半个月。

【病史】患者半个月前因上呼吸道感染而躯干部突然出现鲜红色丘疹、斑疹，自觉瘙痒，遂到当地医院就诊，诊断不详，给予口服药物，经治疗后皮损无明显好转。其后皮损渐延及全身，咽痛，咽痒。为求进一步治疗，来我院皮肤科就诊，门诊以"寻常型银屑病"收住入院。入院症见：全身密集丘疹、斑疹，色鲜红，其上覆银白色鳞屑，约绿豆至黄豆大小，自觉瘙痒，咽红，臀核肿大，指（趾）甲未见改变，关节无疼痛，舌质红绛，少苔，脉数。

【辅助检查】血常规示：WBC 8.71×10^9/L，NEUT 6.86×10^9/L，NEUT% 78.8%；肝肾功能无异常，电解质、心电图、胸片未见异常。

【专科情况】全身泛发鲜红色丘疹、斑疹，上覆银白色鳞屑，刮取鳞屑可见点状出血及薄膜现象。

【望、闻、切诊】舌质红绛，少苔，脉数。

【诊断】

中医辨病辨证：白疕（血热毒盛证）。

西医诊断：寻常型银屑病（进行期，重度）。

【治法】清热解毒，凉血祛斑。

【方药】犀角地黄汤加味。水牛角（先煎）30g，牡丹皮10g，赤芍10g，生地黄15g，金银花30g，槐花15g，连翘15g，黄连10g，紫草20g，茜草15g，生甘草6g。7剂，水煎服，每日1剂，早晚服用。

外用：黄连膏，外搽局部皮损处，每日2次。

【按语】盛夏之际，患者外感暑热之邪，热入血分，致血热毒盛，内扰心神，迫血妄行，血不循经，溢出脉外，乃热毒炽盛、深陷血分所致，治须清热解毒、凉血散瘀。如吴谦《医宗金鉴·删补名医方论（一）》言："热伤阳络则吐衄，热伤阴络则下血。是汤治热伤也，故用犀角清心去火之本，生地凉血以生新血，白芍敛血止血妄行，丹皮破血以逐其瘀。此方虽曰清火，而实滋阴；虽曰止血，而实去瘀；瘀去新生，阴滋火熄，可为探本穷源之法也。"同时，"热淫于内，治以咸寒，佐以甘苦"。故伍以金银花、连翘清轻宣透之品，清气分热毒，使血分热邪外达，透出气分；佐以黄连清心解毒。全方内彻于心，并透于表，神定热退，邪去正安。

2. 清瘟败毒饮（《疫疹一得》）

【组成】生石膏30g，生地黄15g，犀牛角6g，黄连6g，栀子10g，桔梗6g，黄芩10g，知母10g，赤芍10g，玄参12g，连翘12g，牡丹皮10g，淡竹叶6g，甘草6g。

【功用】清热解毒，凉血泻火。

【辨证要点】大热渴饮，头痛如劈，干呕狂躁，谵语神昏，四肢抽搐；全身泛发丘疹、斑疹，色泽潮红，分布广泛，覆以鳞屑，自觉瘙痒；咽痛，乳娥，臀核肿大；舌绛唇焦，脉细数。

【方解】本方主要用于治疗银屑病热毒炽盛、充斥内外、气血两燔证。热毒炽盛，充斥内外，上扰神明，则神昏谵语，头痛剧烈，狂躁抽搐；热伤络脉，血溢肌肤，则发斑疹、丘疹，色泽潮红，鳞屑层叠，剧烈瘙痒；血为热迫，随火上逆，则为吐衄；舌脉之象，皆为热毒炽盛、气血两燔之证。气血两燔，热毒充斥，非以大剂清心莫救。方中重用辛甘大寒之生石膏为君，直清气分热毒；盖胃为水谷之海，十二经气血皆禀于胃，胃热清则十二经之火自消，表里上下之火自解；生石膏配知母、甘草即白虎汤法，有清热保津之功，且达热出表；犀角地黄汤清心解毒，凉血养血，止血散血，清热散瘀；黄芩、黄连、栀子即黄连解毒汤，苦寒直折，清泄三焦之火；更配连翘、淡竹叶轻清宣透，驱热外达，清透气分表里之热毒；桔梗开肺气，促邪毒外散；甘草调和诸药。诸药合用，气血两清，泻火解毒。

【医案举例】张某某，男，52岁，工人。初诊日期：2019年7月19日。

【主诉】全身泛发红色丘疹、斑疹、鳞屑2个月，进行性加重。

【病史】2个月前，患者因感冒而全身出现丘疹、斑丘疹，色泽潮红，上覆鳞屑，自觉瘙痒，在多家医院就诊，诊断为"寻常型银屑病"，给予阿维A胶囊口服，并给予复方氟米松软膏外搽皮损处，其间病情有所好转。但近日，患者时感头痛，发热口渴，易怒，神志昏眩，鼻衄，原发皮损广泛潮红，以腹部明显，鳞屑增多，按之褪色，瘙痒难忍。

【专科情况】躯干部及双上肢广泛分布红色丘疹、斑疹，皮肤弥漫潮红，上覆白色鳞屑，见抓痕、血痂，咽部红肿，臀核肿大，未及脓疱。

【望、闻、切诊】形体壮实，面红耳赤，舌质绛红，苔薄黄，脉数。

【诊断】

中医辨病辨证：白疕（热毒气血两燔证）。

西医诊断：红皮病型银屑病。

【治法】清热解毒，凉血祛斑。

【方药】清瘟败毒饮加减。石膏（先煎）30g，水牛角（先煎）30g，生地黄15g，牡丹皮12g，金银花30g，连翘12g，黄连10g，栀子10g，知母10g，黄芩10g，淡竹叶6g，玄参15g，桔梗6g，白术12g，土茯苓30g，赤芍12g，甘草6g。7剂，水煎服，每日1剂，分早晚温服。

外用：黄连膏，外搽局部皮损处，每日2次。

【按语】本案系夏暑之际，外感暑热毒邪，迁延深陷，热毒炽盛，传入血分，迫血妄行，气血两燔，热灼营阴，而见三焦热毒充斥之证。故遣以白虎汤、凉膈散、犀角地黄汤、黄连解毒汤加减而成的清瘟败毒饮，清热解毒、凉血泻火。方中重用石膏、水牛角为君，清气生津与泻火解毒相伍，既清阳明经邪热，又解血分之火毒，两清气血，邪热得退。如余师愚言："重用石膏，则甚者先平，而诸经之火，自无不安矣。"再配以黄连、黄芩、金银花、玄参、赤芍，更益清心泻火、凉血解毒之功，诚所谓"用连、芩、栀、柏苦寒解热之物以主之。然惟阳毒实火，用之为宜"（吴昆《医方考》）。

3. 清营汤（《温病条辨》）

【组成】犀牛角3g，生地黄15g，玄参10g，淡竹叶3g，金银花10g，连翘6g，黄连5g，丹参6g，麦冬10g。

【功用】清营解毒，透热养阴。

【辨证要点】身热夜甚，神烦少寐，时有谵语，目常喜开或喜闭；全身泛发丘疹、斑疹，或斑疹隐隐，色泽潮红，覆以白色鳞屑，瘙痒剧烈；舌红绛而干，苔黄燥，脉细数。

【方解】本方主要用于治疗外感火热之邪或五志化火等邪热内传营分、耗伤营阴之银屑病。邪热传营，伏于阴分，入夜阳气内归营阴，与热相合，故身热夜甚；营气通心，热扰心营，故神烦少寐、时有谵语；邪热深入营分，蒸腾营阴，使血中津液上潮，故本应口渴而反不渴；邪热初入营分，气分热邪未尽，灼伤肺胃阴津，则身热，鳞屑累累，瘙痒剧烈，苔黄燥；火热欲从外泄，阴阳不相既济，则目喜开喜闭；热伤血络，血不循经，溢出脉外，斑疹泛发；舌绛而干，脉细数，为热伤营阴之象。遵《素问·至真要大论》"热淫于内，治以咸寒，佐以甘苦"之旨，治疗以清营解毒为主，辅以透热养阴。方用苦咸寒之犀牛角清解营分热毒，为君药。热伤营阴，予生地黄凉血滋阴，麦冬清热养阴生津，玄参滋阴降火解毒，三药共用，既可甘寒养阴保津，又可助君清营凉血解毒，共为臣药。君臣相配，咸寒与甘寒并用，清营热而滋营阴，祛邪扶正兼顾。热邪深入营分，故用金银花、连翘、淡竹叶清热解毒，轻清透泄，使营分热邪透出气分而解，此即"入营犹可透热转气"之用；黄连苦寒，清心解毒；丹参入心经血分，清热凉血，活血散瘀，防其热与血结，均为佐药。

【病案举例】杨某某，男，42岁，工人。初诊日期：2018年8月11日。

【主诉】全身泛发红色丘疹、斑疹、鳞屑伴瘙痒10年，加重3个月。

【病史】10年前，患者全身突然出现红斑、丘疹，上覆白色鳞屑，自觉瘙痒，在多家医院就诊，诊断为"寻常型银屑病"，给予阿维A胶囊内服，复方氟米松软膏外搽，病情有所好转。3个月前，患者因过食烧烤辛辣，又大量饮酒，全身泛发大量斑疹、丘疹，色泽潮红，见大量鳞屑，身热口渴，心烦少寐，痰黄便干。

【专科情况】全身泛发红色丘疹和浸润性斑疹，以躯干、双上肢为著，红肿肥厚，上覆白色鳞屑，瘙痒剧烈。

【望、闻、切诊】形体壮实，面色暗红，舌质红绛，苔黄燥，脉细数。

【诊断】

中医辨病辨证：白疕（热毒伤营证）。

西医诊断：寻常型银屑病（进行期，重度）。

【治法】清热解毒，养阴祛斑。

【方药】清营汤加减。水牛角（先煎）30g，生地黄15g，牡丹皮10g，赤芍10g，玄参15g，丹参15g，金银花30g，连翘12g，麦冬12g，淡竹叶6g，黄连10g，炒白术15g，甘草6g。7剂，水煎服，每日1剂，分早晚温服。

外用：黄连膏，外搽局部皮损处，每日2次。

【按语】本案由饮食不节，酗酒炙煿，食郁化火，内传营分，耗伤营阴所致。邪热伤营，治当清营解毒、透热益阴。方中水牛角、黄连入心而清火，水牛角苦咸寒且有清灵之性，清解营分热毒，黄连具苦降之质，入心经而清心解毒燥湿，二者气营两清、散解热毒；热犯心包，营阴受灼，故以生地黄、玄参滋肾水，麦冬养肺金，丹参入心，活血祛瘀，凉血消斑，养血安神，四味皆得其增液救焚之助；金银花、淡竹叶内彻于心，外通于表，辛凉清解，神安热退。全方以清营解毒为主，兼以养阴生津、透热转气，且健脾护胃，使入营热毒透出气分，诸症得解。

第四章　中医特色外治疗法

第一节　外治疗法应用原则

一、外治疗法发展渊源

银屑病外治疗法多宗皮肤科古典医籍。早在《内经》中就有渍法、熨法、浴法、刺法、灸法等外治疗法；汉代张仲景《伤寒论》记载了洗法、熨法、熏法、烧针、灸法等多种外治疗法；晋代葛洪《肘后备急方》载有溻渍、淋洗、冷敷、热熨以及药膏外敷等外治疗法；南北朝时，我国最早的外科学专著——《刘涓子鬼遗方》载有治疗外科疾病、皮肤科疾病的外治方剂83首；唐代孙思邈《备急千金要方》《千金翼方》以及王焘的《外台秘要》均广泛应用外治疗法治疗皮外科各种疾病。如《千金翼方》首载"薄贴"专论，包括糊膏、软膏、硬膏等外敷药；溻渍法，包括溻洗法、淋洗法、洗浴法、坐浴法等；热熨法，中药煎汤趁热"溻洗熨之"；灸法，消肿排脓，治疗化脓性感染性疾病。此外，还有竹筒拔法等外治疗法。应用溻渍法、外敷药、热熨法治疗皮肤科、外科疾病在唐代盛行。宋代《太平圣惠方》应用淋、浴、熨、膏等外治疗法治疗皮肤科、外科、骨伤科疾病。陈自明所著《外科精要》总结了治疗痈疽的经验，强调皮外科疾病应辨证论治，以内治和外治疗法相结合治疗，奠定了我国皮外科发展的基础。元代齐德之《外科精义》对外治疗法颇有研究，进一步总结形成了皮外科外治疗法，载有熏洗、膏药、掺药以及热罨法、热熨法等。清代祁坤《外科大成》载有膏药、药膏、药条（钉）、药线、掺药，以及灸法、熏洗法、药筒拔法等疗法，并指出"外科之法，最重外治"。

二、外治疗法应用原则

第一，主张结合现代医学技术，将西医诊断与中医辨证相结合，运用现代医学诊断方法明确诊断，再施以全面细致的中医辨证，即病证结合，方可凭证立法，依法制定外治疗法。

第二，重视局部皮损和整体气血阴阳互参辨证。皮肤科疾病除了全身气血阴阳和脏腑功能的盛衰外，还有局部皮损的独特表现，必须对致疾成因、疾患部位、病变性质、病势趋向等病理要素综合辨证。

第三，全面掌握病情，通过辨证选择适当的外治疗法。外治疗法很多，当通过辨证立法、遣方用药。

第四，根据疾病的性质特点和药物性能，选择适宜的药物与技术，包括药物剂型、技术实施等。

第五，正确掌握和使用外治疗法。

三、外治疗法作用原理

解毒消肿、清洁皮肤；收敛肿毒、促使脓出；开结拔毒、祛疹退斑；消毒杀菌、祛腐生肌；消肿散结、祛屑润肤；活血通络、行气止痛；祛风燥湿、杀虫止痒；益气养血、美肤悦色。

第二节　特色外治疗法

一、浴疗法

浴疗法是以中医基本理论为指导，用中药煎汤熏洗患处或全身，并利用药物和液体的特性，达到防治疾病的一种外治技术。浴疗法分为全身浴疗法和局部浴疗法两种。

【功用】清代吴谦《医宗金鉴·洗涤类方》载："洗有荡涤之功。涤洗则气血自然舒畅，其毒易于溃腐，而无壅滞也。"该法具有清热解毒、养血活血、润肤祛屑、杀虫止痒、软坚散结、消肿止痛之功。

【操作方法】根据辨证，选用适宜的药物煎汤，盛入容器内，温度适宜时将患处置于容器内，利用蒸气熏蒸患处，待水温适宜（接近正常体温），以棉帛蘸取药液擦洗患处。每次20~30分钟，每天1~2次。清代吴谦《医宗金鉴·洗涤类方》载："凡肿在四肢者，溻渍之；在腰腹脊背者，淋之；在下部者，浴之。"

【主治】

（1）全身浴疗法：寻常型银屑病、红皮病型银屑病、关节病型银屑病静止期和退行期中重度者。

（2）局部浴疗法：寻常型银屑病、关节病型银屑病、局限性脓疱型银屑病各期。

【现代研究】现代药理学认为，中药浴疗可通过中药化学成分刺激皮肤感受器，发挥某些化学作用；也可通过药物直接渗透、吸收，起到"以外调内"的作用，达到与内服药同样的效果，甚或内服药所不能及的效果。同时，大量临床观察和实验研究表明，利用药物趁热在皮肤或患处熏洗时，由于温热刺激作用，皮肤或患处血管可扩张，促使皮损局部和皮损周围血液及淋巴循环，发挥药物直接治疗作用，使新陈代谢加快，疏通经络，改善局部组织营养和全身功能。同时，刺激皮肤神经末梢感受器，通过神经系统形成新的反射，从而破坏原有病理反射，达到治疗疾病的目的。

二、溻渍疗法

溻渍疗法又称中药湿敷疗法，是将浸入药液的纱布敷于患处的一种外治技术。本法按药液温度分为冷湿敷和热湿敷，按包扎与否分为开放性湿敷和闭合性湿敷。

【溻渍分类】

（1）冷湿敷：用接近室温的冷药液（冬季稍加温）浸透纱布，稍拧干（以不滴药液为度），敷于患处。适用于治疗脓疱型银屑病。创面渗液较少者，可采用闭合性冷湿敷，即在浸透药液的敷料上外加一层塑料薄膜，使敷料保持较长时间湿润。每5~10分钟更换1次，药液温度一般在10℃左右。

（2）热湿敷：将药液加温至38~40℃，操作方法同上。适用于寻常型银屑病、关节病型银屑病、掌趾脓疱病各期中重度者。敷料每20分钟更换1次，药液温度控制在40℃左右。

（3）开放性湿敷：湿敷垫覆盖皮损后不包扎，每隔5~10分钟取下湿敷垫，再浸入药液中，重复操作。

（4）闭合性湿敷：湿敷垫覆盖皮损后，再覆盖塑料薄膜等，每隔30分钟取下湿敷垫，再浸入药液中，重复操作。

【功用】清热解毒，凉血消肿，养血润肤，软坚散结，祛风止痛，杀虫止痒。

【操作方法】将6~8层纱布（可预先制成湿敷垫备用）浸入新鲜配制的药液中，待吸透药液后取出，拧至不滴药液为度，随后敷于患处，务使其与皮肤紧密接触，大小与病损相当，每次30分钟，隔5~10分钟更换1次，每天1~2次。

【主治】

（1）开放性冷湿敷主要用于皮肤潮红、肿胀、糜烂及渗出明显者，如寻常型银屑病、红皮病型银屑病、脓疱型银屑病进行期等。

（2）闭合性热湿敷主要用于慢性、肥厚、角化性皮损，或有轻度糜烂、少量渗液者，如寻常型银屑病、关节病型银屑病、脓疱型银屑病中重度静止期和退行期、掌跖脓疱病等。

三、熏蒸疗法

熏蒸疗法又叫蒸气疗法、汽浴疗法、雾化透皮疗法，是以中医理论为指导，利用药物煎煮后所产生的蒸气熏蒸机体，达到治疗疾病的目的。

【功用】疏经通络，清热解毒，消肿止痒，活血化瘀，温阳通脉，软坚散结，退斑祛屑，养血润肤，美颜悦色。

【操作方法】本疗法分为全身熏蒸疗法和局部熏蒸疗法两种。

（1）全身熏蒸疗法：本法在蒸疗室内进行。蒸疗室应大小适中，过大，药气不易充满，且温度上升缓慢；过小，患者感到氧气不足而憋闷。所用中药应根据辨证施治的原则配制。将配制好的中药投于蒸疗室内煎煮或蒸煮，使室内充满药物蒸气，并通过通风窗调节气温，使蒸疗室内的温度保持在35~45℃。患者进入蒸疗室，每次蒸疗时间为30~45分钟。蒸疗之后，要在温暖、宽敞、干燥的休息室内休息1小时；同时补充水分，以温度适中的果汁和淡盐水为宜。另外，也可使用中药熏蒸治疗仪进行全身熏蒸，每周治疗3次，10次为1个疗程。

（2）局部熏蒸疗法：一般用于头部或相对局限的银屑病。用治疗方药煮沸后的蒸气熏蒸皮损。

【主治】

（1）全身熏蒸疗法：寻常型银屑病、红皮病型银屑病、关节病型银屑病、脓疱型银屑病静止期、退行期中重度者。

（2）局部熏蒸疗法：掌跖脓疱病、寻常型银屑病、关节病型银屑病、脓疱型银屑病静止期及退行期较局限者。

【现代研究】熏蒸疗法是通过药物的热辐射作用使全身或局部皮肤血管扩张，改善血液循环。药物经熏蒸后，其挥发性成分经皮肤吸收，局部可保持较高浓度，长时间发挥作用，对改善血管通透性、加快新陈代谢、提高机体防御及免疫能力、促进功能恢复等具有积极作用。

四、摩擦疗法

摩擦疗法又称摩法、药物摩擦法，是用棉签、纱布、刮痧板等器具蘸取中药药粉或药液后，在患处横向往返摩擦，以治疗疾病的技术。横向摩擦患处，可使患处血管扩张，有利于外用药物渗透和吸收。我国最早的外科学专著《刘涓子鬼遗方》记载了用松黄丸摩擦治疗瘙痒、疮疥；张仲景《金匮要略》载有用头风摩散（附子、盐）摩擦头部治疗偏头风；唐代孙思邈《备急千金要方》载有用玉容散（白附子、密陀僧、牡蛎、茯苓、川芎，用羊乳和，以手摩之）治疗面部黑斑等；清代吴尚先《理瀹骈文》记载摩擦方药近百首。

该法摩擦用力需轻柔适度，以达止痒之效。根据摩擦时用力程度，本法可分为轻度摩擦法和重度摩擦法。

【功用】清热解毒，祛风退斑，健脾燥湿，清热凉血，活血化瘀，软坚散结，养血润肤，杀虫止痒。

【操作方法】

（1）轻度摩擦法：用棉签、纱布、刮痧板等器具蘸取药粉或药液后，适当用力来回摩擦患处，以局部充血为度，每天2~3次。

（2）重度摩擦法：用棉签、纱布或厚棉布直接蘸取药粉，或先浸入药液再蘸取药粉后，用力摩擦患处，以轻度红肿、微痛或轻微渗出为度。必要时，也可激惹呈急性改变。2天摩擦1次。

【主治】

（1）轻度摩擦法：寻常型银屑病、关节病型银屑病静止期和掌趾脓疱病轻中度者。

（2）重度摩擦法：寻常型银屑病、关节病型银屑病、脓疱型银屑病静止期和退行期皮损局限肥厚者。

【现代研究】摩擦疗法是将药物在患处来回摩擦，使患处皮肤充血，局部毛细血管扩张，促进局部血液循环，加快新陈代谢，增加局部血流灌注，甚或使患处红肿、渗出，有利于药物渗透吸收而发挥作用。

五、涂搽疗法

涂搽疗法是用棉签、棉球、纱布或压舌板等器具蘸取药液、药粉、软膏、药糊、乳剂、酊剂或混悬剂等均匀涂抹在患处的治疗技术。

【功用】清热解毒，凉血退斑，健脾燥湿，祛风止痒，活血化瘀，软坚散结，祛屑通络，豁痰消癥，生肌收敛，养血润肤，杀虫止痒。

【操作方法】

（1）药液、酊剂、混悬剂类涂搽：用棉签、棉球或纱布等蘸取适量药液、药酊均匀涂搽于患处，每天2~3次；使用混悬剂类药物，先将药物充分摇匀，用棉球、纱布等蘸取药物涂搽于患处，每天2次。

（2）粉剂类涂搽：直接将药粉涂搽于皮损处，或用棉球、棉签、小毛刷蘸取适量药粉均匀涂搽于患处，不用覆盖，每天2次。

（3）乳剂、药糊、软膏类涂搽：用棉签、棉球、纱布蘸取适量乳膏、药糊、软膏均匀涂搽于患处，每天2次。

【主治】寻常型银屑病、红皮病型银屑病、脓疱型银屑病、关节病型银屑病进行期、退行期，以及掌跖脓疱病。

【现代研究】涂搽疗法可使皮损局部毛细血管扩张，促进局部血液循环，增加局部血流灌注，加快新陈代谢，因而有利于药物的渗透吸收。

六、贴药疗法

贴药疗法是将制好的膏药采用加温、摊布、修剪或直接贴敷等方法贴敷患处的外治疗法。临证中，一般将膏药分为大膏药和小膏药两种，同时又有软膏和硬膏两类。如黑布药膏是赵炳南善用的一种药膏，用以治疗"背痛""疖肿"等化脓性疾病。本法是把黑布药膏贴敷患处，借助老黑醋软坚解毒破瘀、五倍子收敛解毒、冰片镇痛解毒、蜈蚣破瘀散结及以毒攻毒的作用，达到破瘀软坚、解毒镇痛的功效。

【功用】疏经活络，散风消肿，破瘀散结，提脓拔毒，回阳散寒。

【操作方法】清洁患处皮肤，将制作好的膏药徐徐加温，用压舌板蘸取膏药油，摊在专用硬布上，并根据皮损范围，用剪刀修剪成大小适中的膏药片，待温度适宜，贴敷患处，用纱布、胶布外固定。小膏药则半融后直接摊于高丽纸上，形成平滑均匀的膏体，以不透光为度，直接贴敷皮损处。软膏则是根据病情和皮损选定后，以棉签直接涂。大膏药每周换药1次，小膏药每天换药1次，软膏每天换药2次。

【主治】

硬膏：斑块状银屑病。

软膏：寻常型银屑病、红皮病型银屑病、脓疱型银屑病、关节病型银屑病各期之轻、中、重度者，以及掌跖脓疱病。

【现代研究】有硬膏贴敷实验显示，原料相同的情况下，超微粉涂膜剂透皮吸收速率最高。黑布药膏用于治疗真皮层胶原纤维的病变，使药物直达病变部位，并维持一定的时间和浓度。黑布药膏对瘢痕疙瘩有一定治疗作用，与治疗时间呈正相关，即治疗时间越长，疗效越好；对皮损瘙痒和疼痛感觉的缓解效果明显。应用黑布药膏治疗2周左右症状均有所减轻，部分病例症状完全消退；瘢痕疙瘩颜色改善优于其硬度和体积的变化。

七、拔膏疗法

拔膏疗法是将拔膏温热后，外贴皮损的一种治疗方法。其特点是使用方便，易于保存，疗效显著。拔膏除具有一般膏药的功效外，还有如下特点：

（1）由于制成棍状或盒装，可根据皮损大小和形状临证随机摊涂，并可有热滴、蘸烙等多种方法，因而使用灵活。

（2）拔膏融化后，根据需要可加入其他药物，针对性更强，疗效大大增强。

（3）拔膏有黑色及脱色等不同。因此，特别适合皮肤科外用药的需要，如脱色拔膏棍用于面部等暴露部位比传统黑色膏药易于被患者接受。

【拔膏分类】

黑色拔膏棍、脱色拔膏棍、稀释拔膏。

【功用】杀虫止痒，燥湿散结，拔毒消肿，通经止痛，破瘀软坚。

黑色拔膏棍作用较强，脱色拔膏棍作用与之相同，稀释拔膏作用缓和。

【操作方法】

（1）摊贴法：取略大于皮损的专用硬布一块，将已融化的拔膏摊于布上，

1~2 mm 厚，面积略小于皮损面，然后热贴于患处。

（2）滴药法：用胶布保护正常皮肤，将黑色拔膏棍一端在火上融化成滴，然后直接滴于皮肤表面，至布满为止。

（3）蘸烙法：用胶布保护正常皮肤，将黑色拔膏棍加热软化，并将截面捏成与皮损面相同，然后将截面在火上加热，随即快速对准患处一烙即起。

（4）加药法：将拔膏放入小碗中，然后将碗放入沸水中（水浴），待碗内拔膏完全融化，加入药物并涂于皮损。

使用方法：将拔膏加温贴敷患处，每周换药1次。

【主治】斑块状银屑病静止期或退行期之重度者，以及掌跖脓疱病。

【现代研究】拔膏疗法可改善局部血液循环，促进炎症吸收，并可软化角质层，使之剥脱，促进皮肤新陈代谢。

八、熏药疗法

熏药疗法是将熏药（药卷、药粉、药饼、药丸等）缓慢燃烧，利用其所产生的烟雾熏治皮损的外治技术。

【功用】疏通气血，温经回阳，杀虫止痒，润肤软坚，提毒拔脓，燥湿消肿。

【熏药分类】

癣症熏药、子油熏药、回阳熏药。

【操作方法】

（1）制作方法：将药物研成粗末，用厚草纸卷药末成艾条状备用。

（2）使用方法：①熏药卷。将药卷一端点燃，使其不完全燃烧产生药烟并对准皮损处，药卷与皮损距离一般以患者感觉不烫为度（大约15 cm），每次30分钟，每天2次。②其他熏药。直接将粗药末置于香薰盒中燃烧，以烟熏疗患处，香薰盒与皮损距离适当，温度以患者能够耐受为宜。每天2次，每次30分钟。

【主治】

（1）癣症熏药：寻常型银屑病、脓疱型银屑病、关节病型银屑病、掌跖脓疱病皮损局限、肥厚、瘙痒剧烈者。

（2）子油熏药：斑块状银屑病静止期、退行期皮损肥厚、鳞屑累累、瘙痒剧烈者，以及掌跖脓疱病。

（3）回阳熏药：掌跖脓疱病病久不愈、皮损肥厚、反复发作、瘙痒剧烈者。

九、针刺疗法

针刺疗法是以毫针为针刺工具，通过对人体腧穴施行针刺，以通调营卫气血、调整脏腑经络功能而治疗银屑病的技术。毫针疗法是针刺疗法的主体。

【常用穴位】腧穴。

【功用】调和气血，通经活络，扶正祛邪，调和阴阳。

【操作方法】

（1）进针法：单手进针法、双手进针法、管针进针法。

（2）针刺角度和深度：按针刺角度分直刺、斜刺和平刺三种。按针刺深度分深刺、浅刺两种。针刺角度和深度与治疗关系密切，深刺多用直刺，浅刺多用斜刺或平刺。

（3）行针基本手法：进针后再施以一定的手法，即行针。常用的基本手法有提插法和捻转法。

【主治】各类银屑病之各期轻中度者，以及掌跖脓疱病。

十、火针疗法

火针疗法是将用酒精灯烧红的针尖迅速刺入穴位内，以一定的热性刺激治疗疾病的外治技术，具有针和灸的双重作用。火针疗法是传统针灸疗法中的一种，《内经》载有"焠刺""燔针"，《伤寒论》载有"烧针"。明清以来，高武《针灸聚英》、杨继洲《针灸大成》、廖润鸿《针灸集成》等著作中谓之"火针"。《医宗金鉴·九针式图并九针主治法歌》曰："大针者，即古人之燔针也。凡周身淫邪，或风或水，溢于肌体，留而不能过于关节，壅滞为病者，以此刺之。"

【常用穴位】腧穴和阿是穴。

【功用】祛风除湿，泻热解毒，拔毒祛腐，化瘀散结，疏通经络，消肿止痒。

【操作方法】

（1）针刺时，将烧红的毫针或圆针迅速刺入选定的穴位内，并迅速出针。火针针刺的深度要根据患者病情、体质、年龄和针刺部位、肌肉厚薄、血管深浅而定。一般四肢、腰腹部穴位针刺稍深，胸背部穴位针刺宜浅。

（2）采用速刺法，针刺频率为每秒3~4次。

（3）所刺面积约占皮损面积的80%，以针点均匀、局部皮肤潮红为度。

（4）每周治疗1次，疗程视病情而定，连续治疗2~3个疗程。

【主治】寻常型银屑病、脓疱型银屑病、关节病型银屑病、掌跖脓疱病皮损局限、肥厚、瘙痒剧烈者。

【现代研究】现代医学研究显示，火针点刺法治疗皮肤科慢性肥厚性皮损类疾病是基于热效应改善微循环的理论。热力通过皮肤神经的调节作用，促使皮损区微循环加快，有利于炎症和代谢物的吸收，可抑制介质合成和释放，增强机体免疫力，从而达到温经通络、解毒止痒之功。

十一、耳针疗法

耳针疗法是用针刺或其他方法刺激耳郭穴位而治疗银屑病的一种技术。十二经脉皆上通于耳，全身各脏器皆与耳相连。

【常用穴位】耳轮1~4、风溪、心、肺、肝、肾、神门、内分泌、三焦、交感、耳背沟等。

【功用】清热解毒，通络止痛，活血化瘀，调理气血，祛风止痒。

【操作方法】

（1）将耳针垂直刺入软骨，以不刺穿对侧皮肤为宜。

（2）针后见耳部胀、热、充血、麻、暖流放射传导者为良性反应。

（3）出针宜缓，以减少出血。

（4）取穴宜少而精，宜取病变同侧耳穴。

（5）选准耳穴。根据辨证立法选定耳穴，在穴区内探寻阳性反应点作为施治的刺激点，做好标记。

【主治】各类银屑病各期之轻、中、重度者，以及掌跖脓疱病。

【现代研究】现代医学研究证实，耳郭有极为丰富的神经、血管和淋巴管等组织分布，当人体某一脏腑或组织器官有异常或发生病变时，可以通过经络和神经—体液系统反映到耳郭相应的穴位上。

十二、艾灸疗法

艾灸疗法是将艾叶捣绒制条或壮，暗火燃烧，灸疗穴位，通过经络传导作用治疗银屑病的一种技术。灸法有文字记载最早见于《孟子·离娄篇》"七年之病，求三年之艾"的记载。灸法专篇最早出自汉代曹翕《曹氏灸方》七卷；

《灵枢·官能》有"针所不为，灸之所宜"的记载；唐代孙思邈《备急千金要方》倡针灸并用；元代西方子著《西方子明堂灸经》；宋代窦材《扁鹊心书·住世之法》载"保命之法，灼艾第一"之说；明代李梴《医学入门》记载："凡一年四季各薰一次，元气坚固，百病不生。""药之不及，针之不到，必须灸之。""热者灸之，引郁热之气外发，火就燥之义也。"明代李时珍《本草纲目》多次提到艾和艾灸的用途及灸法，如"艾灸用之则透诸经，而治百种病邪，其沉疴之人为康泰，其功大矣"。清代吴亦鼎《神灸经纶》、雷丰《灸法秘传》对灸法的认识和应用更为独到。可见，灸法在古代防病治病中发挥着重要作用。

【功用】温阳散寒，温经通络，行气活血，消瘀散结，养血润肤，祛风止痒，燥湿解毒，生肌敛疮，调和气血，扶正祛邪。

【操作方法】依据辨证选取相应穴位，患者选取适宜的体位，用点燃的艾条在所选穴位上进行艾柱灸、艾条回旋灸、雀啄灸、往返灸、温和灸等。当穴位出现酸、胀、压、重、痛、麻、冷、奇痒或灸热沿经络向病所传导，即可将艾条固定在该点进行悬灸，并灸至感传消失。若感传在传导过程中停止在某点，可再点燃一根艾条在该点进行悬灸，并依次接力将感传至病所，以不感烧灼为宜，使皮肤有温热舒适感。每个穴位灸5分钟，每天灸1次，7天为1个疗程。

【主治】寻常型银屑病、脓疱型银屑病、关节病型银屑病静止期、退行期轻、中、重度者，以及掌跖脓疱病。

【现代研究】艾叶燃烧生成物中的抗氧化物质附着在穴位皮肤上，通过灸热渗透进入体内，有抗氧化并清除自由基的作用。艾灸治疗时产生的热能是一种十分有效并适用于机体治疗的物理因子——近红外线。近红外线可刺激人体穴位内生物分子的氢键，产生受激相干谐振吸收效应，通过神经—体液系统传递人体细胞所需的能量。艾灸时近红外辐射可为机体细胞的代谢活动、免疫功能提供必需的能量，也能给缺乏能量的病态细胞提供活化能。艾灸施于穴位，近红外辐射具有较强的穿透能力，可通过经络系统更好地将能量送至病灶而起作用，说明穴位具有辐射共振吸收功能。

十三、拔罐疗法

拔罐疗法又称吸筒疗法、角法，是以杯、罐做器具，借热力排去其中的空气产生负压，吸附于皮肤，用于治疗银屑病的一种外治技术。《五十二病方》有角法治病的记述："牡痔居窍旁，大者如枣，小者如枣核者，方以小角角之，如孰（熟）二斗米顷，而张角。"隋唐时期，拔罐工具有了突破性改进，开始用竹罐代替兽角。唐代王焘《外台秘要》载："遂依角法。以意用竹依作小角，留一节长三四寸，孔径四五分。"宋金元时代，竹罐已完全代替了兽角。元代沙图穆苏《瑞竹堂经验方》载："吸筒，以慈竹为之削去青。五倍子（多用），白矾（少用些子），二味和筒煮了收起。用时，再于沸汤煮令热，以筋箕（箍）筒，乘热安于患处。"至明代，拔罐疗法已经成为中医皮外科重要的外治方法。明代陈实功《外科正宗》对拔罐疗法有详细记载。明代申斗垣《外科启玄》载："疮脓已溃已破，因脓塞阻之不通……如此当用竹筒吸法，自吸去其脓，乃泄其毒也。"清代正式提出"火罐"一词。清代赵学敏《本草纲目拾遗》载："火罐，江右及闽中皆有之，系窑户烧售，小如人大指，腹大，两头微狭，使促口以受火气，凡患一切风寒，皆用此罐。"拔罐方法也有了较大进步，"以小纸烧见焰，投入罐中，即将罐合于患处"。同时，拔罐疗法也突破了历代吸拔脓血疮毒的治疗范围，开始应用于多种病证。

【罐具种类】竹罐、陶罐、玻璃罐、抽气罐。

【功用】疏通经络，行气活血，消肿止痒，祛风散寒，清热解毒，软坚散结。

【操作方法】拔罐时，根据病情不同，辨证选用不同的拔罐方法与穴位。

常用的拔罐方法有火罐法、走罐法、闪罐法、留针拔罐法、刺络拔罐法、药罐法六种。

【主治】各类银屑病静止期、退行期轻、中、重度者，以及掌跖脓疱病。

【现代研究】

（1）机械作用。拔罐疗法是一种刺激疗法，拔罐时罐内空气由于热胀，继之冷却，压力大降而形成负压，从而使局部组织高度充血，产生刺激作用。有学者采用拔罐（竹罐）前后取活体组织做切片检查的方法，证实拔罐疗法可使局部毛细血管扩张，促进毛细血管增生。

（2）温热作用。拔罐疗法对局部皮肤有温热刺激作用，可促进局部血液循环，加快新陈代谢，使代谢产物加速排出，改善局部组织的营养状态，增强局部耐受性和机体抵抗力。

（3）调节作用。拔罐疗法具有神经系统调节作用，主要作用于神经末梢，通过皮肤感受器和血管感受器的反射传到中枢神经系统，产生反射性兴奋，增强大脑皮质对机体各器官的调节功能，提升相应皮肤组织的代谢能力。

（4）加快新陈代谢。微循环的主要功能是血液与组织间物质交换。拔罐疗法可调节毛细血管舒缩功能，加快新陈代谢，改变皮肤组织营养，加强淋巴循环，增强机体抵抗力。

（5）不同罐法与手法产生的作用不同。走罐法具有与按摩疗法相似的效应，可改善皮肤呼吸和营养，有利于汗腺和皮脂腺的分泌；对关节和肌腱具有增强弹性、改善血液循环的作用。缓慢而轻柔的手法对神经系统具有镇静作用，重刺激手法对神经系统具有兴奋作用，可增加皮肤、肌肉的血流量，增强皮肤、肌肉的耐力，防止皮肤、肌肉萎缩，调节肌肉与内脏血液流量及贮备分布。

十四、敷脐疗法

敷脐疗法简称脐疗，是用适当的药物制成一定剂型填敷脐部（神阙穴），使药物吸收并经穴位刺激以治疗疾病的一种外治技术。敷脐疗法是在古代药熨、敷贴疗法的基础上发展而来的。《灵枢·经脉》曰"胃足阳明之脉……其直者，从缺盆下乳内廉，下挟脐"，说明脐与脏腑、经络相联系，为后世敷脐疗法奠定了理论基础。《难经·六十六难》云"脐下肾间动气者，人之生命也，十二经之根本也"，认为脐为先天之命蒂、后天之气舍，为经气之汇、五脏六腑之本。晋代葛洪《肘后备急方》载"灸脐上"，是敷脐疗法最早的记载。明清时期，敷脐疗法应用更加广泛，治疗范围也进一步扩大。《类经图翼》记载：将甘遂、牵牛子研末，热敷脐上，治湿气肿胀；赵学敏《串雅外编》专门总结了敷脐疗法外治经验；吴尚先《理瀹骈文》记载敷脐疗法的方药达300首之多，并从理论上对作用机制、方药配伍、用法用量、赋型基质、注意事项等做了详细论述，对敷脐疗法的发展及应用起到了极大的推动作用。

【药物剂型】

药末：将药物研末，取适量填入脐中，用胶布固定包封。

药糊：将药粉用温开水、醋、酒或药汁等调成糊状，填入脐中，用胶布固定包封。

药饼：将药物捣成药泥，再做成饼状，填入脐中，用胶布固定包封。

膏药：将药膏敷贴于脐部。

布膏：将药物研细末，均匀撒在大小适宜的胶布上，直接贴于脐部。

【功用】散寒通阳，健脾和胃，升清降浊，通调三焦，利湿消肿，行气和血，舒经活络，祛风止痒。

【操作方法】根据辨证确定方药，将患者脐部清洗擦干，然后将配制好的药物置入脐中，用纱布覆盖、胶布固定，每1~2天换药1次。

【主治】寻常型银屑病、红皮病型银屑病、脓疱型银屑病、关节病型银屑病静止期、退行期轻、中、重度者，以及掌跖脓疱病。

【现代研究】现代医学研究表明，脐区结构最有利于药物吸收。脐区表皮角质层最薄，无脂肪组织，与筋膜、腹膜直接相连，渗透力强。脐下腹膜有丰富的静脉网，浅部和腹壁浅静脉、胸腹壁静脉相吻合，深部和腹壁上下静脉相连，腹下动脉分支也通过脐区。药物透脐后，直接扩散到静脉网或腹下静脉分支而入体循环；由于脐动脉壁结构特殊，为髂内动脉的内脏分支终端，故吸收快。从血管分布及药物的首过效应看，口服药物及注射药物大多从肝代谢，首过清除多，分解也多；而敷脐疗法药物吸收后进入肝血量少，首过清除、分解也少，故用药剂量小，吸收快，疗效可靠。刺激神阙穴可通过神经—体液的作用而调节神经、内分泌和免疫系统，从而改善各组织器官的功能活动，促使其恢复正常。因此，敷脐疗法具有提高机体免疫力、抗肿瘤、抗过敏、调节自主神经功能、改善微循环等作用。

十五、中药离子导入疗法

中药离子导入疗法是利用直流电流将离子型药物由电极定位导入皮肤或黏膜，进入组织或血液循环的一种技术。离子导入技术可以把药物直接导入病灶局部，因而特别适用于治疗皮肤疾病。

【功用】活血化瘀，祛风清热，温经散寒，燥湿解毒，消癥散结，疏经通络。

【操作方法】

（1）将方药加水1000 ml，浸泡30分钟，文火煎30分钟，过滤约300 ml，冷藏备用。

（2）使用时，加温至30~40℃，取8 cm×16 cm的5层纱布垫2块，用药液浸湿，置于导电铝板绒布垫中，再将药垫放在选定的穴位上进行治疗。

（3）每次30分钟，每天1次，10次为1个疗程。

【主治】各类银屑病静止期、退行期中重度者，以及掌跖脓疱病。

【现代研究】中药离子导入是离子化的药物分子通过皮肤生物膜的传导过程，是利用直流电流将离子型药物经电极定位导入穴位，并通过经络系统，进入组织或体液循环。研究表明，当直流电流持续作用于角质层时，角质层发生电化学极化，减弱了电场，增加了阻力，药物导入速率下降。极性交替直流电可以避免皮肤的电化学极化，且更为有效。药物经皮导入量在20~30分钟时可迅速达到一定高度，其后由于电流引起皮肤极化而导入速率迅速下降。

十六、梅花针叩刺法

梅花针叩刺法系丛针浅刺法，是集合多根短针浅刺穴位或皮损的一种针刺方法。

梅花针叩刺法历史悠久，《内经》称之为"浮刺""毛刺""扬刺"，主要通过浅刺穴位或皮损使局部皮肤发红或微量出血，从而激发经络之气。

【功用】清热解毒，行气散结，活血化瘀，调和气血，通经活络。

【操作方法】

局部叩刺：叩刺皮损，在病变局部由外围向中心叩刺，适用于斑块肥厚的皮损。

穴位叩刺：依据辨证，确定叩刺穴位，在主治穴位上进行叩刺。

循经叩刺：根据辨证，取皮损与脏腑络属相关的经络或循行经过皮损的经络进行叩刺。

根据患者体质、病情、年龄、叩刺部位及皮损斑块大小、肥厚、深浅之不同，分为轻叩、中叩、重叩。轻叩为补法，重叩为泻法。

轻叩：叩刺时，腕力较轻，冲力也小，患者稍有疼痛感，以局部皮肤潮红、充血为度。

中叩：叩刺时，腕力稍大，患者有轻度痛感，以局部皮肤有较明显潮红、但不出血为度。

重叩：叩刺时，腕力较重，患者有明显痛感，以皮肤有明显潮红，并有微量出血为度。

【主治】斑块状银屑病、关节病型银屑病退行期轻度者，以及掌跖脓疱病。

十七、握药疗法

握药疗法是将辨证遣方所选药物制成丸、散、糊等剂型，让患者握在掌心至汗出的一种治疗方法。

【操作方法】

（1）将药物加工成适合手握的形状。

（2）临证使用时，直接将药物握在手中。根据病情需要，掌握用药时间，一般以手汗微出为度。若用于足跖部，可以将药物用纱布或绷带固定在足跖。

【功用】清热泻火，提脓拔毒，燥湿泄浊，祛风止痒，润燥护肤，活血化瘀，调和气血，通经活络。

【主治】掌跖脓疱病。

第五章　常用中药应用研究

第一节　抗表皮细胞增殖类中药

常用中药有石见穿、半枝莲、金银花、薏苡仁、石榴皮、白花蛇舌草、连翘、赤芍、牡丹皮、玄参、黄连、苦参等，根据临床辨证，结合疾病分期和皮损表现，选择加入应证方药中，可收到满意效果。

1. 石见穿

为唇形科植物紫参 *Salvia chinensis* Benth. 的全草。别名月下红、石打穿等。

【性味归经】苦、辛，平。归胃、肝、肺经。

【功效】清热解毒，活血行气，止痛。

【主治】噎膈，痰喘，胁痛，白带，痈肿，瘰疬等。

【文献研究】历代典籍对其功效均有记载。《本草纲目》载："主骨痛，大风，痈肿。"《苏州本产药材》谓："治噎膈，痰饮气喘。"《浙江民间常用草药》曰："活血化瘀、止血、解毒、消肿。"《安徽中医药》曰："活血止血，清热解毒。"《浙江药用植物志》言："治黄疸型肝炎，湿热带下，痛经，菌痢，外治面神经麻痹，乳腺炎，疖肿，跌打损伤等。"

【药理研究】从石见穿中分离出的化学成分已达30多种，主要包括酚酸类、多糖类、萜类、熊果酸等。研究表明，石见穿醇提物、氯仿部位、熊果酸对人肿瘤细胞系的增殖有抑制作用。熊果酸分布广泛，以游离态或糖苷结合态存在。具有多种生物学活性，尤其是在抗肿瘤、保肝、调节中枢神经系统、抗病毒和抗菌、免疫调节等方面作用显著。熊果酸能通过上调凋亡蛋白和抑制抗凋亡因子的表达而发挥抗肿瘤作用。同时，具有细胞毒作用，主要通过抑制肿瘤细胞形成、对肿瘤的逆转作用及抗侵袭性、诱导细胞凋亡和增强机体免疫力等实现。石见穿氯仿部位具有抑制内皮细胞增殖、迁移的作用。

2. 半枝莲

为唇形科植物半枝莲 *Scutellaria barbata* D. Don 的全草。别名并头草、金挖耳、牙刷草等。

【性味归经】辛、苦，寒。归肺、肝、肾经。

【功效】清热解毒，散瘀止血，利尿，抑癌。

【主治】食管癌、胃癌、肝癌、肺癌、宫颈癌、乳腺癌、绒毛膜上皮癌，疗疮肿毒，咽喉肿痛，毒蛇咬伤，跌打损伤，水肿，黄疸等。

【文献研究】半枝莲最早见于《外科正宗》。《药镜拾遗赋》载："半枝莲，解蛇伤之仙草。"《抗癌治验本草》载：半枝莲全草可入药，具有清热解毒、散瘀止血、利尿消肿、抗癌等功效。《中华肿瘤治疗大成》载：半枝莲主治原发性肝癌、胃癌、直肠癌等消化道肿瘤和鼻咽癌、肺癌及子宫颈癌等，并与其他中药联合治疗多种肿瘤。

【药理研究】半枝莲全草含有多种活性化学成分，其中黄酮类化合物含量最高，具有保护心血管、抗致病微生物、抗肿瘤、抗自由基、保护肝脏等功效。研究显示，其主要通过抑制肿瘤细胞增殖、增强化疗药物疗效、促进肿瘤细胞凋亡、抑制肿瘤血管生成等发挥抗肿瘤作用；多种黄酮单体具有抑制肿瘤细胞增殖活性及抗炎、抗氧化、增强免疫力、抗动脉粥样硬化等作用。

3. 金银花

为忍冬科植物忍冬 *Lonicera japonica* Thunb. 的干燥花蕾或带初开的花。别名忍冬、二花、二宝花。

【性味归经】甘，寒。归肺、胃、大肠经。

【功效】清热解毒。

【主治】外感风热、温病发热、疮、痈、疔肿、热毒泻痢等。

【文献研究】金银花首载于南宋《履巉岩本草》。《温病条辨》以金银花为君药，组方银翘散，用于治疗风温初起。《疡科心得集》载银花解毒汤，治疗湿热火毒。《苏沈良方》曰："治痈疽，忍冬嫩苗一握。"《本草蒙筌》曰：金银花"专治痈疽，诚为要药。未成则散，甚多拔毒之功；已成则溃，大有回生之力。"《医学真传》载："余每用银花，人多异之，谓非痈毒疮疡，用之何益？"《本草纲目》谓：治"一切风湿气及诸肿毒、痈疽疥癣、杨梅恶疮，散热解毒"。

【药理研究】金银花主要有效成分为有机酸类、挥发油类、黄酮类、三萜皂苷类及谷甾醇等，具有广谱抗菌、抗病毒、抗肿瘤、解热抗炎、增强免疫力、利胆、保肝、降脂等多种药理作用。金银花水提物及各浓度醇提物对金黄色葡萄球菌、痢疾杆菌、铜绿假单胞菌、大肠埃希菌等常见致病菌均有不同程度的抑制或杀灭作用。金银花高浓度制剂对双歧杆菌、乳酸杆菌有抑制作用，低浓度制剂促进其繁殖等。现代研究表明，金银花对体外多种细菌均有抑制作用。金银花水提物对皮肤真菌有不同程度的抑制作用，对脂溢性皮炎有较好的治疗作用。金银花通过降低特异性 IgE 而有抗过敏作用，并通过减少抗卵清蛋白特异性 IgE 抗体的产生，抑制肥大细胞释放组织胺，从而抑制 I 型变态反应发生。

4. 薏苡仁

为禾本科植物薏苡 *Coix lacryma-jobi* L. 的干燥成熟种仁。别名薏米、薏珠子。

【性味归经】甘、淡，微寒。归脾、胃、肺经。

【功效】利水渗湿，健脾止泻，除痹，排脓，清热散结。

【主治】水肿，小便不利，脚湿气，泄泻，湿痹拘挛，肺痈，肠痈，赘疣，癌等。

【文献研究】《神农本草经》曰："主筋急拘挛，不可屈伸，风湿痹，下气。"《本草纲目》曰："健脾益胃。虚则补其母，故肺痿、肺痈用之。筋骨之病，以治阳明为本，故拘挛筋急、风痹者用之。土能胜水除湿，故泄泻、水肿用之。"《本草新编》曰："薏仁最善利水，不至损耗真阴之气，凡湿盛在下身者，最宜用之。"

【药理研究】实验结果表明，薏苡仁具有解热、镇痛、镇静作用，对小鼠离体心脏、肠管、子宫有兴奋作用，能抑制胃癌细胞增殖和诱导细胞凋亡。水提液对环磷酰胺所致小鼠免疫功能低下具有显著拮抗作用，可提高小鼠腹腔巨噬细胞吞噬百分率及吞噬指数，显著增加血清溶血素含量。薏苡仁多糖可促进溶血素及溶血空斑形成，促进淋巴细胞转化，有抑制肝糖原分解、肌糖原酵解、糖原异生的作用。薏苡仁通过抑制肝脏胆固醇合成，加速肝脏磷脂合成，促进甘油三酯代谢。

5. 石榴皮

为石榴科植物石榴 *Punica granatum* L. 的干燥果皮。别名安石榴酸实壳、西榴皮、酸榴皮、石榴壳等。

【性味归经】酸、涩，温。归大肠经。

【功效】涩肠止泻，收敛止血，杀虫。

【主治】久泻，久痢，便血，脱肛，崩漏，带下，虫积腹痛等。

【文献研究】《本草汇言》载："石榴皮，涩肠止痢之药也。能治久痢虚滑不禁，并妇人血崩、带下诸疾，又安蛔虫。盖取酸涩收敛下脱之意，与诃子肉、罂粟壳同义。"《本草拾遗》曰："主蛔虫。"《本草纲目》谓："止泻痢，下血，脱肛，崩中带下。"《名医别录》云："止漏精。"《太平圣惠方》载：石榴皮散（石榴皮、槟榔、使君子）治疗蛔虫、蛲虫、绦虫等虫积腹痛。

【药理研究】现代研究显示，石榴皮中的鞣质、黄酮类化合物对金黄色葡萄球菌、福氏痢疾杆菌、沙门氏菌、大肠杆菌、铜绿假单胞菌和白念珠菌有不同程度的抑菌作用。多酚类物质具抗肿瘤活性成分。石榴皮醇提物对环磷酰胺致免疫功能低下小鼠的体液免疫具有增强作用，可显著提高抗体 OD 值和血清溶血素的水平。

6. 白花蛇舌草

为茜草科植物白花蛇舌草 *Oldenlandia diffusa*（Willd.）Roxb. 的全草。别名蛇舌草、蛇舌癀、蛇针草等。

【性味归经】辛、微苦，寒。归胃、大肠、小肠经。

【功效】清热解毒，利湿消痈。

【主治】痈肿疮毒，咽喉肿痛，毒蛇咬伤，热淋，胃癌、食管癌、直肠癌等。

【文献研究】《闽南民间草药》载："苦，平，无毒。清热解毒，消炎止痛。"《潮州志·物产志》载："茎叶榨汁饮服，治盲肠炎，又可治一切肠病。"《广西中药志》云："治小儿疳积，毒蛇咬伤，癌肿。外治白泡疮，蛇癞疮。"

【药理研究】本品具有增强动物免疫功能和实验动物抗感染能力的作用，可使阑尾炎家兔体温和白细胞明显下降、炎症吸收。其抗感染作用由刺激网状内皮细胞增生、增强巨噬细胞活力等非特异性免疫功能所致，并提示有抗肿瘤活性，在体外对急性淋巴细胞型、粒细胞型、单核细胞型及慢性粒细胞型的肿瘤细胞有抑制作用，对荷瘤小鼠免疫器官功能有显著促进作用。能显著抑制四氯化碳引起的谷丙氨酸转氨酶升高，加速肝细胞损伤恢复。动物实验表明，其对大鼠急性肾盂肾炎模型有治疗作用，能迅速改善炎性病理状态，抑制体内细菌生长。给小鼠腹腔注射本品溶液可产生镇静、催眠、镇痛作用。

7. 连翘

为木犀科植物连翘 *Forsythia suspense*（Thunb.）Vahl 的干燥果实。

【性味归经】苦，微寒。归心、肝、小肠经。

【功效】清热解毒，清痈散结。

【主治】外感风热，温热初起，丹毒，斑疹，痈疡肿毒，瘰疬，小便淋闭等。

【文献研究】连翘为"疮家圣药"。《神农本草经》载："主寒热，鼠瘘，瘰疬，痈肿恶疮，瘿瘤，结热。"《名医别录》云："去白虫。"《药性论》曰："主通利五淋，小便不通，除心家客热。"《日华子诸家本草》载："通小肠，排脓。治疮疖，止痛，通月经。"

【药理研究】连翘的药理活性主要体现在抗菌、抗肿瘤、抗炎、保肝、抗氧化、抗衰老。连翘乙醇提取物对诸多病菌都有很好的靶向作用，对多种易致食品变质的细菌具有很好的抑制作用。研究表明，连翘酯苷 A 和脂多糖（LPS）可激活机体免疫系统，起到抗氧化和抗炎作用。

8. 赤芍

为毛茛科多年生草本植物川赤芍 *Paeonia veitchii* Lynch 和草芍药 *P. obovata* Maxim. 或芍药 *P. lactiflora* Pall. 的干燥根。

【性味归经】苦，微寒。归肝经。

【功效】清热凉血，祛瘀止痛。

【主治】温毒发斑，目赤肿痛，肝郁胁痛，经闭痛经，癥瘕腹痛，跌扑损伤，痈肿，疮疡，疔毒等。

【文献研究】《神农本草经》载："主邪气腹痛，除血痹，破坚积，寒热疝瘕，止痛，利小便，益气。"《本草从新》曰："白芍药……白益脾，能于土中泻木，赤散邪，能行血中之滞。"

【药理研究】现代研究表明，赤芍能够抗血小板聚集和抗血栓形成，赤芍总苷可显著改善机体微循环状态，降低血浆黏度，抑制 ADP 诱导的血小板聚集，延长凝血酶原时间（PT）和活化部分凝血活酶时间（APTT）。所含没食子酸丙酯具有清除氧自由基的作用，能显著抑制硫酸亚铁和维生素 C 等诱导的线粒体肿胀和脂质过氧化反应，可保护线粒体结构和功能。赤芍在体外对痢疾杆菌、伤寒杆菌和溶血性链球菌有较强的抑制作用。

9. 牡丹皮

为毛茛科植物牡丹 *Paeonia suffruticosa* Andr. 的干燥根皮。

【性味归经】苦、辛，微寒。归心、肝、肾经。

【功效】清热凉血，活血散瘀。

【主治】温毒发斑，吐血、衄血，骨蒸，血滞经闭，痈肿疮毒，跌扑损伤等。

【文献研究】《神农本草经》曰："主寒热，中风，瘛疭、痉、惊痫，邪气，除坚癥瘀血留舍肠胃，安五脏，疗痈疮。"《本草纲目》载："和血，生血，凉血，治血中伏火，除烦热。"《本草汇言》云："牡丹皮，清心，养肾，和肝，利包络，并治四经血分伏火。血中气药也。善治女人经脉不通及产后恶血不止。又治衄血吐血，崩漏淋血，跌扑瘀血，凡一切血气为病，统能治之。盖其气香，香可以调气而行血；其味苦，苦可以下气而止血；其性凉，凉可以和血而生血；其味又辛，辛可以推陈血，而致新血也。"

【药理研究】现代研究显示，牡丹皮含牡丹酚、牡丹酚苷、芍药苷、氧化芍药苷、没食子酸等成分。体外试验表明，牡丹皮煎剂对金黄色葡萄球菌、溶血性链球菌、大肠杆菌、痢疾杆菌、伤寒杆菌、副伤寒杆菌、变形杆菌、肺炎双球菌、霍乱弧菌等具有较强的抑制作用。丹皮酚对大肠杆菌、枯草杆菌、金黄色葡萄球菌等有抑制作用，还具镇静、催眠、镇痛作用。

10. 玄参

为玄参科植物玄参 *Scrophularia ningpoensis* Hemsl. 的干燥根。别名元参、

墨参、黑参、乌元参。

【性味归经】苦、甘、咸，寒。归肺、胃、肾经。

【功效】清热解毒，养阴散结。

【主治】热病伤阴，热陷心包，温毒发斑，便秘，骨蒸劳嗽，咽喉肿痛，瘰疬，白喉，痈肿疮毒等。

【文献研究】《神农本草经》曰："主腹中寒热积聚，女子产乳余疾，补肾气，令人目明。"《名医别录》云："下水，止烦渴，散颈下核、痈肿。"《本草纲目》载："滋阴降火，解斑毒，利咽喉，通小便血滞。"《药性论》指出："能治暴结热，主热风头痛，伤寒劳复，散瘤瘿瘰疬。"《日华子诸家本草》曰："治头风热毒游风，补虚劳损，心惊烦躁，劣乏骨蒸，传尸邪气，止健忘，消肿毒。"《医学启源》谓："治心懊憹烦而不得眠，心神颠倒欲绝，血滞小便不利。"《品汇精要》述："消咽喉之肿，泻无根之火。"

【药理研究】玄参主要含有环烯醚萜类、苯丙素类、多糖类等成分。玄参苯丙素苷抗肝损伤细胞凋亡，与其调控肝细胞凋亡相关基因有关。

11. 黄连

为毛茛科植物黄连 *Coptis chinensis* Franch. 三角叶黄连 *C. deltoidea* C.Y. Cheng et Hsiao. 或云连 *C. teetoides* C.Y. Cheng 的干燥根茎、根须。别名云连、雅连、川连、鸡爪连。

【性味归经】苦，寒。归心、脾、胃、肝、大肠经。

【功效】清热燥湿，泻火解毒。

【主治】湿热痞满，呕吐吞酸，泻痢，黄疸，高热神昏，心烦不寐，血热吐衄，目赤，牙痛，消渴，痈肿疔疮，湿疮，耳道流脓等。

【文献研究】《神农本草经》载："主热气目痛，眦伤泪出，明目，肠澼腹痛下痢，妇人阴中肿痛。"《本草经集注》云："解巴豆毒。"《药性论》曰："杀小儿疳虫，点赤眼昏痛，镇肝去热毒。"《日华子诸家本草》说："治五劳七伤，益气，止心腹痛。惊悸烦躁，润心肺，长肉，止血。并疮疥，盗汗，天行热疾。"《珍珠囊》谓："其用有六：泻心脏火，一也；去中焦湿热，二也；诸疮必用，三也；去风湿，四也；治赤眼暴发，五也；止中部见血，六也。"

【药理研究】黄连含有多种生物碱，主要为小檗碱（含量高达3.6%以上），其次为黄连碱、药根碱、甲基黄连碱等。黄连主要用于解热镇痛、抗肠道细菌感染。近年研究发现，黄连还有抗心律失常、降血脂、降血糖、抗血小板聚集等药理作用。对人 K562细胞具有明显细胞毒作用和抑制生长作用。

12. 苦参

为豆科植物苦参 *Sophora flavescens* Alt. 的干燥根。别名野槐、苦骨、地槐等。

【性味归经】苦，寒。归心、肝、胃、大肠、膀胱经。

【功效】清热燥湿，祛风杀虫，利尿。

【主治】湿热痢疾，便血，黄疸，尿闭，赤白带下，阴肿阴痒，小便不利，皮肤瘙痒，湿疮，脓疱疮，疥癣，肿毒，麻风等。

【文献研究】《神农本草经》载："主心腹结气，癥瘕积聚，黄疸，溺有余沥，逐水，除痈肿。"《名医别录》云："养肝胆气，安五脏，定志，益精，利九窍。除伏热肠澼，止渴，醒酒，小便黄赤，疗恶疮，下部䘌。"《神农本草经集注》曰："恶病人酒渍饮之，患疥者服亦除，盖能杀虫。"《药性论》述："治热毒风，皮肌烦燥生疮，赤癞眉脱。主除大热嗜睡，治腹中冷痛，中恶腹痛，除体闷，治心腹积聚。"《唐本草》谓："治胫酸，疗恶虫。"

【药理研究】苦参富含黄酮类化合物和生物碱类。苦参黄酮体外能抑制多种肿瘤细胞生长；苦参提取物有调血脂、促进毛发生长、诱导毛发由休止期较早向生长期转化的作用；苦参甲醇提取物能抑制由5-羟色胺诱导的瘙痒相关应答和小鼠遗传性过敏性皮炎模型自主性瘙痒。

第二节 抗表皮角质形成细胞异常分化类中药

常用中药包括青黛、白花蛇舌草、半枝莲、骆驼蓬、黄药子等，根据临床辨证，结合疾病分期和皮损表现，选择加入应证方药中，可收到满意效果。

1.青黛

为菘蓝、马蓝、蓼蓝、木蓝、草大青等叶中的色素加工制取的干燥粉末、团块或颗粒。或水飞后入药。

【性味归经】咸，寒。归肝、肺、胃经。

【功效】清热解毒，凉血散肿。

【主治】温毒发斑，血热吐衄咯血，暑热惊痫，惊风抽搐，咳嗽胸痛，咽痛，口疮，疮疡肿毒，痄腮，喉痹等。

【文献研究】《开宝本草》云："摩敷热疮、恶肿、金疮、下血、蛇犬等毒。"《本草纲目》曰："去热烦、吐血、咯血、斑疮、阴疮、杀恶虫。"《本草经疏》载："青黛，解毒除热，固其所长，古方多有用之于诸血证者，使非血分实热，而病生于阴虚内热，阳无所附，火气因虚上炎，发为吐衄咯唾等证，用之非宜。血得寒则凝，凝则寒热交作，胸膈或痛，愈增其病矣。"

【药理研究】现代药理研究表明，青黛具有抗病原微生物及抗肿瘤作用。靛玉红治疗慢性粒细胞白血病，使骨髓白细胞急骤减少。电镜观察，有大量变性坏死细胞，而且均属幼稚粒细胞，细胞质、细胞核都有明显破坏。从超微结构形态看，在靛玉红作用下，变性坏死的细胞多呈肿胀、溶解性坏死。实验发现，靛玉红能增强动物单核巨噬系统的吞噬能力，提高机体免疫力。色胺酮为抗皮肤真菌的活性成分，对羊毛状小孢子菌、断发癣、石膏样小孢子菌、紫色癣菌、石膏样癣菌、红色癣菌、絮状表皮癣菌等均有较强的抑制作用。

2. 白花蛇舌草

参考本章第一节。

3. 半枝莲

参考本章第一节。

4. 骆驼蓬

为蒺藜科多年生草本植物多裂骆驼蓬 *Peganum multisectum* Maxim. Bobr. 的全草。别名骆驼蒿、臭草、臭牡丹。

【性味归经】苦，温。归肺、肝经。

【功效】止咳平喘，祛风湿，解郁。

【主治】咳嗽气喘，小便不利，关节酸痛，四肢麻木，精神郁闷，癔病等。

【文献研究】《新疆中草药手册》载：“宣肺止咳。治咳嗽气喘，小便不利。”《陕甘宁青中草药选》云：“镇咳平喘，祛风湿。”

【药理研究】骆驼篷种子的生物碱主要为骆驼蓬碱和去氢骆驼蓬碱。其药理作用十分广泛，主要对中枢神经、心血管系统、肌肉、离子通道有作用，还有抗菌、降低体温的作用。近年研究发现，其有防辐射、抗包虫、抗炎、镇痛、止痒作用。去氢骆驼蓬碱和其他骆驼蓬生物碱是单胺氧化酶抑制剂，具有抑制细胞免疫和体液免疫的作用。另外，还能抑制活跃的上皮细胞，并促进表皮角化完全，起到治疗银屑病的作用。骆驼蓬生物碱提取物具有明显的抗肿瘤作用，骆驼蓬种子及其生物碱治疗消化道肿瘤及中、晚期肝癌疗效明显。

5. 黄药子

为薯蓣科藤本植物黄独 *Dioscorea bulbifera* L. 的块茎。别名黄独、零余薯、香芋、黄狗头等。

【性味归经】苦、寒，有小毒。归肺、肝经。

【功效】散结消瘿，清热解毒，凉血止血。

【主治】瘿瘤，瘰疬，喉痹，痈肿疮毒，甲状腺、胃、肝、食管、直肠肿瘤，吐血，衄血，咯血，肺热咳喘，毒蛇咬伤等。

【文献研究】《开宝本草》载："主诸恶肿疮瘘，喉痹，蛇犬咬毒。"《本草纲目》云："凉血降火，消瘿解毒。"《本草汇言》曰："黄药子，解毒凉血最验，古人于外科、血证两方尝用。"《江苏植药志》谓："治腰酸痛。"

【药理研究】黄药子治疗肿瘤应用广泛。黄药子抗肿瘤研究主要为体外研究。实验结果表明，黄药子能明显抑制肿瘤生长。石油醚、乙醚、乙醇、水分别提取的黄药子药液能够明显抑制肿瘤细胞生长，并对肝肿瘤细胞作用最好。其中，乙醚提取物抗瘤谱较宽。

第三节　免疫抑制类中药

具有免疫抑制作用的中药有雷公藤、补骨脂、狼毒、骆驼蓬、虎杖、猪苓、白芍、褚实子、姜黄、蛇床子等，根据临床辨证，结合疾病分期和皮损表现，选择加入应证方药中，可收到满意效果。

1. 雷公藤

为卫矛科植物雷公藤 *Tripterygium wilfordii* Hook. f. 的根及根茎。别名黄藤根、断肠草、黄药、水莽草等。

【性味归经】辛、苦，寒，有大毒。归心、肝经。

【功效】祛风除湿，消肿止痛，通经活络，清热解毒，杀虫止痒。

【主治】痹证，水肿，黄疸，痞满，跌打损伤，瘰疬，疮疡肿毒，癫癣，皮肤瘙痒，毒蛇咬伤等。

【文献研究】《湖南药物志》载："苦，大毒。杀虫，消炎，解毒……治皮肤发痒，雷公藤叶，捣烂，搽敷；治腰带疮，雷公藤花、乌药，研末调擦患处。"

江西《草药手册》云："治风湿关节炎，雷公藤根、叶，捣烂外敷，半小时后即去，否则起泡。"

【药理研究】雷公藤的化学成分多而复杂，主含生物碱类，如雷公藤春碱、二萜类雷公藤内酯醇、三萜类雷公藤红素等。雷公藤内酯抗癌活性最强，体内外均显示有较强的抗肿瘤作用。药理实验表明，雷公藤内酯具有显著的免疫抑制作用，明显抑制刀豆球蛋白 A（ConA）、脂多糖（LPS）所致有丝分裂原诱导的小鼠淋巴细胞增殖和同种异体淋巴混合细胞反应，而且对2，4-二硝基氟苯所诱导的小鼠迟发型超敏反应和多种细胞因子表达有很强的抑制作用。雷公藤内酯明显抑制因肿瘤坏死因子（TNF-α）刺激引起的类风湿关节炎滑膜成纤维细胞环氧化酶和诱生型一氧化氮合酶的表达及前列腺素 E2（PGE2）等物质的生成，对渗出性和增殖性炎症也有较好疗效。

2. 补骨脂

为豆科植物补骨脂 *Psoralea corylifolia* L. 的干燥成熟果实。别名胡韭子、破故纸等。

【性味归经】辛、苦，温。归肾、脾经。

【功效】温肾助阳，固精缩尿，温脾止泻。

【主治】阳痿，遗精，遗尿，尿频，腰膝冷痛，肾虚作喘，五更泄泻，白癜风，斑秃等。

【文献研究】《药性论》载："主男子腰疼，膝冷囊湿，逐诸冷痹顽，止小便利，腹中冷。"《日华子诸家本草》云："兴阳事，治冷劳，明耳目。"《开宝本草》曰："主五劳七伤，风虚冷，骨髓伤败，肾冷精流及妇人血气堕胎。"《本草纲目》道："治肾泄，通命门，暖丹田，敛精神。"《玉楸药解》说："温暖水土，消化饮食，升达脾胃，收敛滑泄、遗精、带下、溺多、便滑诸证。"《医林纂要》谓："治虚寒喘嗽。"

【药理研究】补骨脂的主要成分补骨脂素对多种小鼠肉瘤、艾氏腹水瘤、肝癌等有抑制作用，能促进体外培养的二倍体成纤维细胞（2BS 细胞）生长增殖，并对该细胞具有抗衰老作用；使巨噬细胞体积增大、伪足增多、吞噬红细胞能力增强。因而，具有提高机体免疫力的作用。补骨脂还有抗氧化、抗抑郁、促进皮肤色素增生等作用。补骨脂粗提取液能治疗白癜风、银屑病。

3. 狼毒

为瑞香科狼毒属植物狼毒 *Stellera chamaejasme* Linn. 的根。别名红狼毒、绵大戟、断肠草等。

【性味归经】辛、苦，平，有大毒。归肝、脾经。

【功效】散结逐水，祛痰，止痛，杀虫。

【主治】水肿腹胀，淋巴、骨、皮肤结核，牛皮癣，疥癣，痰饮，积癖，咳逆上气，阴道滴虫等。

【文献研究】《神农本草经》载："主咳逆上气，破积聚，饮食寒热，水气，恶疮，鼠瘘疽蚀，蛊毒。"《名医别录》云："疗胁下积癖。"《药性论》曰："治痰饮、癥瘕。"《本草通玄》道："主咳逆，治虫疽、瘰疬、结痰、驱心痛。"《滇南本草》说："治胃中年深日久饮食结住，积久稠痰，状粘如胶。攻虫积，利水道，下气，消水肿，吐痰涎。"《高原中草药治疗手册》谓："下气杀虫。治痰饮停留、骨膜发炎、结核顽疮、酒齄鼻。"

【药理研究】现代药理研究表明，狼毒的药理作用表现在抗菌、抗病毒和抗肿瘤方面，且具有相同的活性成分。狼毒水和醇提取物对小鼠移植性 Heps 肝癌、Lewis 肺癌有抑制作用；狼毒大戟醇提取物对 S180、Lewis 肺癌、艾氏腹水癌 EAC 等多种动物移植性肿瘤有抑制作用。狼毒挥发油对 S180、Lewis 肺癌、艾氏腹水癌 EAC 等肿瘤细胞有抑制作用。

4. 骆驼蓬

参考本章第二节。

5. 虎杖

为蓼科蓼属多年生草本植物虎杖 *Polygonum cuspidatum* Sieb. et Zucc. 的干燥茎和根。别名阴阳莲、大叶蛇总管等。

【性味归经】苦，寒。归肝、胆、肺经。

【功效】活血定痛，清热利湿，解毒，止咳化痰。

【主治】闭经，痛经，风湿痹痛，癥瘕，跌打损伤，黄疸，黄带，热毒痈肿，水火烫伤，毒蛇咬伤，肺热咳嗽等。

【文献研究】《名医别录》载："主通利月水，破留血癥结。"《本草经集注》云："主暴瘕，酒渍服之。"《药性论》曰："治大热烦躁，止渴，利小便，压一切热毒。"《本草拾遗》说："主风在骨节间及血瘀。"《日华子诸家本草》谓："治产后恶血不下，心腹胀满。排脓，主疮疖痈毒，妇人血晕，扑损瘀血，破风毒结气。"《滇南本草》道："攻诸肿毒，止咽喉疼痛，利小便，走经络。治五淋白浊，痔漏，疮痈，妇人赤白带下。"

【药理研究】虎杖主要含有蒽醌类（包括大黄素、大黄素甲醚等）、二苯乙烯类化合物（包括白藜芦醇、白藜芦醇苷等），亦含鞣质和多糖等成分。虎杖大黄素、大黄素葡萄糖苷和白藜芦醇苷对金黄色葡萄球菌和肺炎双球菌有抑菌作用；大黄素和白藜芦醇苷对人疱疹病毒 HSV21F 株、HSV22333 株具有直接杀灭、增殖抑制及阻断感染作用；白藜芦醇还有体内抗病毒、提高体液免疫功能的作用。虎杖具有抗多种肿瘤细胞的作用。

6. 猪苓

为多孔菌科真菌猪苓 *Polyporus umbellatus*（Pers.）Fr. 的干燥菌核。别名野猪苓、猪灵芝、猪茯苓等。

【性味归经】甘、淡，平。归肾、膀胱经。

【功效】利水渗湿。

【主治】小便不利，水肿，泄泻，淋浊，带下等。

【文献研究】《神农本草经》载："利水道。"《本草衍义》云："猪苓，行水之功多，久服必损肾气，昏人目。"《本草求真》曰："猪苓，凡四苓、五苓等方，并皆用此，性虽有类泽泻，同入膀胱肾经，解热除湿，行窍利水，然水消则脾必燥，水尽则气必走。"《药性论》道："解伤寒温疫大热，发汗，主肿胀，满腹急痛。"《本草纲目》谓："猪苓淡渗，利小便与茯苓同功，但入补药，不如茯苓也。""治淋、肿、脚气、白浊、带下、妊娠子淋、小便不利。"

【药理研究】猪苓含猪苓多糖，能显著增强小鼠 T 细胞对 ConA 的增殖反应以及 B 细胞对 LPS 的增殖反应；猪苓多糖对小鼠脾细胞有明显的促有丝分裂作用，对肝脏有明显的保护作用。猪苓多糖具有防治小鼠急性放射病的作用，有效剂量和时间范围都比较宽。猪苓醇提取液对金黄色葡萄球菌、大肠杆菌有抑制作用。

7. 白芍

为毛茛科多年生草本植物芍药 *Paeonia lactiflora* Pall. 的干燥根。别名芍药、金芍药等。

【性味归经】苦、酸，微寒。归肝、脾经。

【功效】养血敛阴，柔肝止痛，平抑肝阳。

【主治】头痛，眩晕，胁痛，腹痛，四肢挛痛，月经不调，痛经，崩漏及胎产诸疾，自汗，盗汗，痢疾等。

【文献研究】《神农本草经》载："主邪气腹痛，除血痹，破坚积，治寒热疝瘕，止痛，利小便，益气。"《药性论》曰："治肺邪气，腹中疠痛，血气积聚，通宣脏腑拥气，治邪痛败血，主时疾骨热，强五脏，补肾气，治心腹坚胀，妇人血闭不通，消瘀血，能蚀脓。"《唐本草》云："益女子血。"《珍珠囊》谓："其用有六：安脾经，一也；治腹痛，二也；收胃气，三也；止泻痢，四也；和血脉，五也；固腠理，六也。"《本草纲目》说："止下痢腹痛后重。"《滇南本草》道："泻脾热，止腹疼，止水泻，收肝气逆疼，调养心肝脾经血，舒经降气，止肝气疼痛。"

【药理研究】白芍含有多种有效成分，包含单萜及苷类、三萜、黄酮、鞣质、多糖等多种化合物及挥发油、脂肪油、蛋白质、氨基酸等。芍药苷对支气管和子宫平滑肌有一定抑制作用，并对抗催产素所致的子宫收缩。同时，具有抗炎作用，抑制腹腔毛细血管通透性。其提取物对大鼠蛋清性急性炎症和棉球肉芽肿均有抑制作用，芍药苷对大鼠应激性溃疡有预防作用。白芍在体内和体外均能促进巨噬细胞的吞噬功能。实验表明，白芍对细胞免疫和体液免疫均有增强作用。白芍总苷对大鼠关节炎（AA）有抗炎和机能依赖性免疫调节作用。白芍总苷能显著提高动物的耐缺氧能力。白芍和芍药苷有扩张血管、增加器官血流量的作用，对豚鼠有降低血压的作用。

8. 褚实子

为桑科植物构树 *Broussoneria papyrifera*（L.）Vent. 的干燥成熟果实。别名褚实、角树子、野杨梅子等。

【性味归经】甘，寒。归肝、肾经。

【功效】补肾清肝，明目利尿，清热解毒，祛腐生肌。

【主治】腰膝酸软，虚劳骨蒸，头晕目眩，目翳昏花，水肿胀满，疥疮痈疮等。

【文献研究】《名医别录》载："主阴痿水肿，益气，充肌肤，明目。"《日华子诸家本草》曰："壮筋骨，助阳气，补虚劳，助腰膝。"《本草汇言》云："健脾养肾，补虚劳，明目。"

【药理研究】褚实子主含脂肪油、氨基酸、矿物元素、生物碱、色素等多种成分。现代药理研究显示，褚实子能够增强免疫力、改善记忆、抗肿瘤。褚实子总生物碱药物浓度达到100 μg/L时显示出较显著的肿瘤细胞抑制作用。

9. 姜黄

为姜科多年生宿根草本植物姜黄 *Curcuma longa* L. 的干燥根茎。别名宝鼎香、川姜黄、广姜黄、色姜黄。

【性味归经】辛、苦，温。归脾、肝经。

【功效】破血行气，通经止痛。

【主治】胸胁刺痛，胸痹心痛，经行腹痛，闭经，癥瘕，风湿痹痛，跌仆肿痛，疮痈肿痛，牙痛等。

【文献研究】《新修本草》载："主心腹结积，痈忤，下气，破血，除风热，消痈肿。功力烈于郁金。"《日华子诸家本草》曰："治癥瘕血块，痈肿，通月经；治跌扑瘀血，消肿毒，止暴风痛冷气，下食。"《本草纲目》云："治风痹臂痛。""姜黄、郁金、莪药三物，形状功用皆相近。但郁金入心治血；而姜黄兼入脾，兼治气；莪药则入肝，兼治气中之血，为不同尔。"

【药理研究】姜黄根茎含姜黄素、去甲氧基姜黄素、去二甲氧基姜黄素。姜黄素是姜黄的主要活性成分之一。实验表明，姜黄素具有抗肿瘤、抗突变、抗炎、抗氧化、降血脂、保肝等药理活性，主要诱导肿瘤细胞凋亡、抑制肿瘤血管生成，使肿瘤细胞生长停滞于G1/S期。姜黄素通过调节一些重要的分子靶点，如转录因子、酶、细胞周期蛋白、细胞因子、受体和细胞表面黏附分子，在癌细胞中发挥抗氧化、抗炎及降脂作用。在结肠、表皮、前列腺、乳腺、头颈等鳞状细胞癌中，姜黄素使细胞生长停滞于细胞G2/M期，抑制增殖、诱导凋亡。同时，抑制细胞转化、肿瘤转移等；降低内源性谷胱甘肽对细胞的敏感性而诱导细胞凋亡。

10. 蛇床子

为伞形科草本植物蛇床 *Cnidium monnieri*（L.）Cuss. 的干燥成熟果实。别名野茴香、野胡萝卜子、蛇米、蛇栗等。

【性味归经】辛、苦，温。归肾经。

【功效】温肾壮阳，散寒祛风，燥湿杀虫。

【主治】阳痿，宫冷，寒湿带下，湿痹腰痛，阴部湿痒，湿疹，疥癣，滴虫性阴道炎等。

【文献研究】《神农本草经》载："主妇人阴中肿痛，男子阴痿、湿痒，除痹气，利关节，癫痫，恶疮。"《名医别录》云："温中下气，令妇人子脏热，男子阴强。"《药性论》曰："治男子、女人虚，湿痹，毒风，顽痛，去男子腰疼。浴男子阴，去风冷，大益阳事。主大风身痒，煎汤浴之瘥。疗齿痛及小儿惊痫。"《日华子诸家本草》述："治暴冷，暖丈夫阳气，助女人阴气，扑损瘀血，腰胯疼，阴汗湿癣，肢顽痹，赤白带下，缩小便。"

【药理研究】蛇床子含挥发油、蛇床明素、蛇床定，醇提取物主要成分为香豆素类及其他。蛇床子具有抗诱变、抗癌作用，可抑制乳腺癌细胞增殖，促进 G1/S 期阻滞，诱导细胞凋亡。同时，具有抗变态反应作用，其水蒸馏液对金黄色葡萄球菌、耐药性金黄色葡萄球菌、铜绿假单胞菌有抑制作用。

第四节　免疫调节类中药

具有免疫调节作用的中药有黄芪、黄精、甘草、山药、薏苡仁、当归、白芍、熟地黄、附子、淫羊藿、枸杞子等，根据临床辨证，结合疾病分期和皮损表现，选择加入应证方药中，可收到满意效果。

1. 黄芪

为豆科多年生草本植物膜荚黄芪 *Astragalus membranaceus*（Fisch.）Bge. 和内蒙古黄芪 *A. mongholicus* Bge. 的干燥根。别名蜀脂、棉芪、箭芪等。

【性味归经】甘，微温。归肺、脾经。

【功效】补气升阳，益卫固表，利水消肿，托毒生肌。

【主治】脾肺气虚或中气下陷证，卫气虚自汗，水肿尿少，体虚浮肿，慢性溃疡，疮口溃久不敛，肢体麻木，关节痹痛，半身不遂，消渴等。

【文献研究】《神农本草经》载："主痈疽久败疮，排脓止痛，大风癞疾，五痔鼠瘘，补虚。"《名医别录》云："补丈夫虚损，五劳羸瘦。止渴，腹痛，泄痢，益气。"《日华子诸家本草》曰："助气，壮筋骨，长肉，补血。"《珍珠囊》曰："黄芪甘温纯阳，其用有五：补诸虚不足，一也；益元气，二也；壮脾胃，三也；去肌热，四也；排脓止痛，活血生血，内托阴疽，为疮家圣药，五也。"李时珍释其名曰："耆，长也，黄耆色黄，为补药之长，故名。"

【药理研究】黄芪含多糖、苷、黄酮和微量元素等成分，对细胞代谢、核酸代谢及细菌、病毒感染有显著作用，对免疫、内分泌系统有广泛影响。黄芪对正常机体的抗体生成功能有明显促进作用，可提高小鼠血清 IgG 含量，使慢性肝炎患者 IgG 由治疗前高水平下降到正常范围，并使感冒易感者鼻腔分泌液中的分泌型免疫球蛋白 A 含量升高。黄芪水提液可使肝炎患者的总补体和各补体含量升高。除多糖外，蛋白大分子、氨基酸、生物碱及苷类均有促进抗体生成作用。黄芪对 T 淋巴细胞有一定影响，黄芪水煎剂口服后对腹腔游走巨噬细胞、吞噬细胞功能有促进作用；黄芪提取物对腹腔巨噬细胞功能有促进作用。黄芪能增加外周血中白细胞数量，增强正常小鼠粒系造血功能，促进辐射损伤小鼠粒系造血功能恢复。

2. 黄精

为百合科多年生草本植物黄精 *Polygonatum sibiricum* Red. 或多花黄精 *P. cyrtonema* Hua. 、滇黄精 *P. kingianum* Coll. et Hemsl. ，以及同属若干种植物的干燥根茎。别名鹿竹、仙人余粮、救命草、老虎姜等。

【性味归经】甘，平。归脾、肺、肾经。

【功效】润肺滋阴，健脾益气。

【主治】脾胃虚弱，体倦乏力，口干食少，内热消渴，肺虚燥咳，劳嗽久咳，肾虚头晕，腰膝酸软，须发早白等。

【文献研究】《名医别录》载："补中益气，除风湿，安五脏。"《日华子诸家本草》云："补五劳七伤，助筋骨……益脾胃，润心肺。"《本经逢原》曰："黄精，宽中益气，使五藏调和，肌肉充盛，骨髓强坚，皆是补阴之功。"《本草纲目》谓："补诸虚，止寒热，填精髓，下三尸虫。"

【药理研究】黄精主要含黄精多糖、甾体皂苷和多种氨基酸及木脂素、生物碱、蒽醌类化合物。黄精可降低脂质过氧化酶、增强机体免疫功能、抗病毒、抗炎等，对自身免疫性关节炎大鼠有显著治疗作用。研究表明，黄精多糖能有效改善肿瘤化疗药物（环磷酰胺）的副作用，影响小鼠腹腔巨噬细胞吞噬功能、迟发型超敏反应和小鼠溶血素生成，并增强小鼠体液免疫功能和细胞免疫功能。同时，黄精还有抗病毒、提高和改善记忆、抗衰老、抗骨质疏松、抗动脉粥样硬化、抗疲劳等作用。

3. 甘草

为豆科多年生草本植物甘草 *Glycyrrhiza uralensis* Fisch. 的干燥根及根茎。别名国老、甜草、甜根子等。

【性味归经】甘，平。归心、肺、脾、胃经。

【功效】补脾益气，润肺止咳，缓急止痛，缓和药性。

【主治】脾胃虚弱，倦怠乏力，食少便溏，心悸脏躁，咳嗽气喘，脘腹四肢挛急疼痛，痈疽疮毒，咽喉肿痛，药食中毒，烫火灼伤，冻疮等。

【文献研究】《神农本草经》载："主五脏六腑寒热邪气，坚筋骨，长肌肉，倍力，金疮肿，解毒。"《药品化义》云："甘草，生用凉而泻火，主散表邪，消痈肿，利咽痛，解百药毒，除胃积热，去尿管痛，此甘凉除热之力也。炙用温而补中，主脾虚滑泻，胃虚口渴，寒热咳嗽，气短困倦，劳役虚损，此甘温助脾之功也。但味厚而太甜，补药中不宜多用，恐恋膈不思食也。"《药性论》曰："主腹中冷痛，治惊痫，除腹胀满，补益五脏，制诸药毒，养肾气内伤，令人阴（不）痿，主妇人血沥腰痛，虚而多热，加而用之。"《珍珠囊》说："补血，养胃。"《本草纲目》谓："解小儿胎毒，惊痫，降火止痛。"

【药理研究】甘草含多种有效成分，已分离出100多种黄酮类化合物、60多种三萜类化合物及香豆素类、18种氨基酸、多种生物碱、雌性激素和多种有机酸等。甘草具有抗病毒、抗炎、免疫调节、抗肿瘤、抗肝细胞凋亡、预防肝纤维化的作用。甘草酸具有非特异性免疫调节作用，对细胞免疫也有影响，并可阻滞 HBsAg 颗粒唾液酸的补充，清除 HBsAg 颗粒上的唾液酸，使其抗原性提高、机体免疫力增强；甘草酸还可以直接抑制补体活化，降低循环免疫复合物水平。

4.山药

为薯蓣科多年生蔓生草本植物薯蓣 *Dioscorea opposita* Thunb. 的干燥块根。别名薯蓣、土薯、山薯蓣、怀山药、淮山药。

【性味归经】甘，平。归脾、肺、肾经。

【功效】益气养阴，补脾肺肾。

【主治】脾虚气弱，食少便溏，久泻不止，肺虚喘咳，肾虚遗精，尿频，带下，虚热消渴等。

【文献研究】《神农本草经》载："主伤中，补虚羸，除寒热邪气，补中，益气力，长肌肉，强阴。"《药性论》云："补五劳七伤，去冷风，止腰痛，镇心神，补心气不足，患人体虚羸，加而用之。"《本草纲目》说："益肾气，健脾胃，止泄痢，化痰涎，润皮毛。"《脾胃论》谓："仲景八味丸用干山药，以其凉而能补也。亦治皮肤干燥，以此物润之。"

【药理研究】山药可调节机体非特异性反应。研究表明，山药能显著延长小鼠存活时间，具有显著的常压耐缺氧作用，能显著减轻缺氧环境对小鼠脏器的损害，提高耐受性。山药能够增强免疫功能，可显著增加小鼠的脾脏重量。山药多糖具有对抗环磷酰胺抑制免疫的作用。

5. 薏苡仁

参考本章第一节。

6. 当归

为伞形科多年生草本植物当归 *Angelica sinensis*（Oliv.）Diels 的干燥根。别名干归。

【性味归经】甘、辛，温。归肝、心、脾经。

【功效】补血活血，调经止痛，润肠通便。

【主治】血虚萎黄，眩晕心悸，月经不调，经闭痛经，虚寒腹痛，肠燥便秘，风湿痹痛，跌扑损伤，痈疽疮疡等。

【文献研究】《神农本草经》载："妇人漏下，绝子，诸恶疮疡，金疮。"《药性论》云："止呕逆，虚劳寒热，破宿血，主女子崩中，下肠胃冷，补诸不足，下痢腹痛。"《日华子诸家本草》曰："治一切风，一切血，补一切劳，破恶血，养新血，及主癥癖。"《珍珠囊》说："头破血，身行血，尾止血。"《本草纲目》谓："治头痛，心腹诸痛，润肠胃、筋骨、皮肤，治痈疽，排脓止痛，和血补血。"

【药理研究】当归主含中性油、酚性油、酸性油等，当归根含阿魏酸、丁二酸等有机酸和蔗糖、果糖等糖类，以及维生素 B_{12}、天冬氨酸、蛋氨酸、钙、磷、锌等多种微量元素。当归对微循环和血液流变学有明显改善作用。当归煎剂灌胃，能显著增加小鼠玫瑰花环形成数，使小鼠脾脏体积增大、脾细胞总数增多，改善免疫功能。同时，当归还有抗肿瘤作用，并能减轻化疗药物的不良反应。当归水煎液对多种急慢性炎症均有显著抑制作用。另外，当归挥发油对大脑有镇静作用，对延脑先兴奋后抑制。

7. 白芍

参考本章第三节。

8. 熟地黄

为玄参科多年生草本植物地黄 *Rehmannia glutinosa* (Gaetn.) Libosch. 的根，经加工炮制而成。

【性味归经】甘，温。归肝、肾经。

【功效】补血滋阴，益精填髓。

【主治】血虚眩晕，心悸，月经不调，崩漏下血，腰膝酸软，遗精盗汗，头晕目眩，耳聋耳鸣，须发早白，虚劳喘咳，消渴，目睛干涩等。

【文献研究】《珍珠囊》载："主补血气，滋肾水，益真阴。"《景岳全书》云："气主阳而动，血主阴而静，补气以人参为主，而芪、术但可为之佐辅；补血以熟地为主，而芎、归但可为之佐。然在芪、术、芎、归则又有所当避，而人参、熟地则气血之必不可无。故凡诸经之阳气虚者，非人参不可；诸经之阴血虚者，非熟地不可。"《本草纲目》曰："填骨髓，长肌肉，生精血，补五脏内伤不足，通血脉，利耳目，黑须发。"

【药理研究】现代研究显示，熟地黄多糖有很好的抗氧化作用。地黄多糖对低下的免疫功能有显著增强作用。实验结果表明，杜仲和熟地黄均能增强细胞免疫功能和红细胞膜的稳定性，但杜仲有抗凝血作用，而熟地黄有促进凝血的功用。熟地黄还有抑制上皮细胞有丝分裂的作用。

9. 附子

为毛茛科多年生草本植物乌头 *Aconitum carmichaelii* Debx. 子根的加工品。别名附片、盐附子、黑顺片等。

【性味归经】辛，热，有毒。归心、肾、脾经。

【功效】回阳救逆，补火助阳，散寒止痛。

【主治】亡阳虚脱，肢冷脉微，阳痿宫冷，不孕不育，痛经，心腹冷痛，久泻久痢，水肿，阴黄，寒湿痹痛，虚寒头痛，胸痹等。

【文献研究】《神农本草经》载："风寒咳逆邪气，寒湿痿躄，拘挛膝痛，不能行步。破癥坚积聚血瘕，金疮。"《名医别录》云："脚疼冷弱，腰脊风寒，心腹冷痛。"《本草汇言》曰："附子，回阳气，散阴寒，逐冷痰。"《汤液本草》言："附子，入手少阳三焦、命门之剂，浮中沉，无所不至，味辛大热，为阳中之阳，故行而不止，非若干姜止而不行也。非身表凉而四肢厥者不可僭用，如用之者，以其治逆也。"《脾胃论》说："除脏腑沉寒，三阴厥逆，湿淫腹痛，胃寒蛔动；治经闭；补虚散壅。"《阴证略例》谓："治督脉为病，脊强而厥。"

【药理研究】附子主含二萜双酯类生物碱、次乌头碱、乌头碱、新乌头碱、塔拉乌头胺、川乌碱甲和川乌碱乙等。具有强心、抗心衰作用。实验研究显示，附子、浙贝母单用或配伍使用，均有抑瘤及抑制癌细胞转移的作用。乌头碱能增强巨噬细胞表面抗原表达，提高其抗原能力，从而增强机体免疫应答。

10. 淫羊藿

为小檗科多年生草本植物淫羊藿 *Epimedium grandiflorum* Morr. 和箭叶淫羊藿 *E. sagittatum*（Sieb. et. Zucc.）Maxim. 或心叶淫羊藿 *E. brevicornu* Maxim. 的干燥地上全草。别名三枝九叶草、仙灵脾、三叉骨等。

【性味归经】辛、甘，温。归肝、肾经。

【功效】补肾壮阳，祛风除湿。

【主治】阳痿不举，滑精早泄，小便淋沥，腰膝无力，女子不孕，风寒湿痹，肢体麻木等。

【文献研究】《神农本草经》载："主阴痿绝伤，茎中痛。利小便，益气力，强志。"《名医别录》云："坚筋骨。消瘰疬、赤痈，下部有疮。"《日华子诸家本草》曰："治一切冷风劳气，补腰膝，强心力，丈夫绝阳不起，女子绝阴无子，筋骨挛急，四肢不任，老人昏耄，中年健忘。"《医学入门·治寒门》道："补肾虚助阳……治一切冷风劳气，筋骨挛急，偏风手足不遂，四肢皮肤不仁。"《本草纲目》言："淫羊藿，性温不寒，能益精气，真阳不足者宜之。"

【药理研究】淫羊藿含淫羊藿苷、挥发油、蜡醇、植物甾醇、鞣质、维生素 E 等成分。实验研究表明，淫羊藿能增加心脑血管血流量，促进造血功能、免疫功能及骨代谢，具有抗衰老、抗肿瘤等功效。最新研究发现，淫羊藿能有效杀死乳腺癌细胞。

11. 枸杞子

为茄科落叶灌木宁夏枸杞 *Lycium barbarum* L. 和枸杞 *L.chinense* Mill. 的干燥成熟果实。别名枸杞果等。

【性味归经】甘，平。归肝、肾经。

【功效】滋补肝肾，润肺明目。

【主治】肾虚骨痿，阳痿遗精，须发早白，血虚萎黄，劳伤虚损，目睛不明，内外障眼，漏眼脓出，内热消渴，头晕目眩，虚烦失眠，阴虚劳嗽，风湿痹痛等。

【文献研究】《本草经集注》载："补益精气，强盛阴道。"《药性论》云："能补益精诸不足，易颜色，变白，明目，安神。"《食疗本草》曰："坚筋耐老，除风，补益筋骨，能益人，去虚劳。"《阴证略例》道："主心病嗌干，心痛，渴而引饮，肾病消中。"《本草纲目》言："滋肾，润肺，明目。"《本草述》说："疗肝风血虚，眼赤痛痒昏翳。""治中风眩晕，虚劳，诸见血证，咳嗽血，痿、厥、挛，消瘅，伤燥，遗精，赤白浊，脚气，鹤膝风。"

【药理研究】枸杞子主含甜菜碱、颠茄碱、枸杞多糖、胡萝卜素、类胡萝卜素、硫胺素、核黄素、烟酸等，能够调节体液免疫和细胞免疫，具有抗肿瘤、抗氧化、抗衰老、降血糖、降血脂、保肝、抗脂肪肝作用。研究表明，枸杞多糖可延长小鼠力竭游泳时间，提高抗疲劳耐力，能改善放化疗引起的小鼠骨髓抑制，恢复造血功能，促进骨髓细胞增殖。枸杞子对细胞内遗传物质也有一定影响，枸杞子对染色体具有一定的保护作用。同时，枸杞子浸出液对金黄色葡萄球菌等有较强的抑菌作用。

第五节　抗感染类中药

抗感染的中药有紫草、赤芍、槐花、生地黄、金银花、大青叶、土茯苓、玄参、牡丹皮、黄芩等，根据临床辨证，结合疾病分期和皮损表现，选择加入应证方药中，可收到满意效果。

1. 紫草

为紫草科多年生草本植物紫草 *Lithospermum erythrorhizom* Sieb. et Zucc. 和新疆紫草 *Macrotomia cuchroma*（Royle）Paul 的干燥根。别名大紫草、山紫草等。

【性味归经】甘，寒。归心、肝经。

【功效】凉血活血，解毒透疹。

【主治】血热毒盛，温热病发斑疹，麻疹不透，疮疡，湿疹，水火烫伤等。

【文献研究】《神农本草经》载："主心腹邪气，五疸，补中益气，利九窍，通水道。"《名医别录》曰："疗腹肿胀满痛。以合膏，疗小儿疮及面齇。"《药性论》云："治恶疮，瘑癣。"《本草图经》曰："治伤寒时疾，发疮疹不出者，以此作药，使其发出。"《本草纲目》言："治斑疹、痘毒，活血凉血，利大肠。"

【药理研究】紫草主含脂溶性萘醌色素类化合物、脂肪酸和多糖。具有抗菌、抗炎作用，对金黄色葡萄球菌、铜绿假单胞菌具有较强的抑制作用。

2. 赤芍

参见本章第一节。

3. 槐花

为豆科落叶乔木槐树 *Sophora japonica* L. 的花蕾。别名槐蕊、豆槐、槐米等。

【性味归经】苦，微寒。归肝、大肠经。

【功效】凉血止血。

【主治】各种出血证，便血，痔血，血痢，崩漏，吐血，衄血，肝热目赤，头痛眩晕等。

【文献研究】《日华子诸家本草》载："治五痔、心痛、眼赤，杀腹藏虫及热，治皮肤风，并肠风泻血、赤白痢。"《医学启源》云："凉大肠热。"《本草纲目》曰："炒香频嚼，治失音及喉痹。又疗吐血、衄血、崩中漏下。"《本草正》言："凉大肠，杀疳虫。治痈疽疮毒，阴疮湿痒，痔漏，解杨梅恶疮，下疳伏毒。"《医林纂要》说："泄肺逆，泻心火，清肝火，坚肾水。"《本草求真》谓："治大、小便血，舌衄。"

【药理研究】槐花中有效成分芸香苷及其苷元槲皮素能保持毛细血管正常的抵抗力，减少血管通透性，可使因脆性增加而出血的毛细血管恢复正常弹性；槲皮素可增强豚鼠、大鼠皮肤毛细血管的抵抗力。芸香苷及槲皮素在试管内对细菌有抗菌作用，对病毒、真菌亦表现出抑制作用。

4. 生地黄

为玄参科多年生草本植物怀庆地黄 *Rehmannia glutinosa* Libosch. f. hueichingensis（Chao et Schih）Hisao 或 地 黄 *R. glutinosa*（Gaetn.）Libosch. 的

新鲜或干燥块根。别名干地黄、野地黄等。

【性味归经】甘、苦，寒。归心、肝、肾经。

【功效】清热凉血、养阴生津。

【主治】热入营血，斑疹吐衄，尿血，崩漏下血，阴虚内热，潮热盗汗，津伤口渴，消渴，肠燥便秘等。

【文献研究】《神农本草经》载："主折跌绝筋，伤中。逐血痹，填骨髓，长肌肉。"《日华子诸家本草》云："治惊悸劳劣，心肺损，吐血，鼻衄，妇人崩中血晕，助筋骨。"《名医别录》言："主男子五劳七伤，女子伤中，胞漏下血。"《本草求真》曰："为凉血要药。治胃脘卒痛，杀蛔虫。"《东北药植志》谓："治疗糖尿病性视网膜炎。"

【药理研究】生地黄有效成分为苷类、糖类及氨基酸，苷类中又以环烯醚萜苷为主。地黄多糖能有效促进免疫功能，影响 T 淋巴细胞功能。地黄煎剂对大鼠甲醛性关节炎和蛋清性关节炎均有明显的对抗作用，并能抑制松节油皮下注射引起的肉芽肿。地黄对中枢神经系统具有明显的抑制作用。

5. 金银花

参见本章第一节。

6. 大青叶

为十字花科二年生草本植物菘蓝 *Isatis tinctoria* L. 等的干燥叶或枝叶。别名大青、蓝叶、菘蓝叶等。

【性味归经】苦，寒。归心、肺、胃经。

【功效】清热解毒，凉血消斑。

【主治】热入营血，温毒发斑，喉痹口疮，痄腮丹毒，外感时疫，热毒泻痢等。

【文献研究】《名医别录》载："疗时气头痛，大热，口疮。"《本草正》曰：

"治瘟疫热毒发狂，风热斑疹，痈疡肿痛，除烦渴。"《本草纲目》云："大青气寒，味微苦咸，能解心胃热毒，不特治伤寒也。"《本草经疏》言："大热之气，寒以取之，此之谓也。时行热毒，头痛，大热，口疮，为胃家实热之证，此药乃对病之良药也。"

【药理研究】大青叶主含生物碱类、有机酸类、苷类化合物等成分。大青叶水煎剂能促进小鼠脾淋巴细胞的增殖反应和腹腔巨噬细胞的吞噬功能，从细胞免疫和体液免疫两个方面提高免疫功能。大青叶煎剂在试管内对多种痢疾杆菌均有杀菌作用。实验研究表明，大青叶对各种耐药的痢疾杆菌均很敏感。其有效成分靛玉红及其衍生物具有抗肿瘤作用。

7. 土茯苓

为百合科多年生藤本植物土茯苓 *Smilax glabra* Roxb. 的块茎。别名禹余粮、土萆薢、土苓等。

【性味归经】甘、淡，平。归肝、胃经。

【功效】解毒除湿，通利关节。

【主治】杨梅毒疮，痈肿瘰疬，湿疹瘙痒，肢体拘挛，淋浊带下等。

【文献研究】《本草拾遗》载："调中止泄。"《本草图经》云："敷疮毒。"《滇南本草》曰："治五淋白浊，兼治杨梅疮毒、丹毒。"《本草纲目》言："健脾胃，强筋骨，去风湿，利关节，止泄泻。治拘挛骨痛、恶疮痈肿。解汞粉、银朱毒。"《本草备要》说："治杨梅疮毒、瘰疬疮肿。"《本草正》谓："疗痈肿、喉痹，除周身寒湿、恶疮。"

【药理研究】土茯苓主含落新妇苷、土茯苓苷、槲皮素、生物碱、甾醇、有机酸、挥发油、淀粉、鞣质等。土茯苓醇提和醋酸乙酯提取物对革兰氏阳性菌、革兰氏阴性菌的抑菌范围广，抑菌活性强。

8. 玄参

参考本章第一节。

9. 牡丹皮

参考本章第一节。

10. 黄芩

为唇形科多年生草本植物黄芩 *Scutellaria baicalensis* Georgi. 的干燥根。别名山茶根、黄芩茶、土金茶根等。

【性味归经】苦，寒。归肺、胆、胃、大肠经。

【功效】清热燥湿，泻火解毒，止血，安胎。

【主治】湿温、暑温、湿热病证，脘腹痞满，泄泻痢疾，黄疸，肺热咳嗽，高热烦渴，吐衄咳血，痈肿疮毒，胎动不安等。

【文献研究】《神农本草经》载："主诸热黄疸，肠澼、泻痢，逐水，下血闭，恶疮，疽蚀，火疡。"《名医别录》云："疗痰热、胃中热、小腹绞痛，消谷，利小肠，女子血闭，淋露下血，小儿腹痛。"《本草纲目》曰："治风热、湿热，头痛，奔豚热痛，火咳肺萎，喉腥，诸失血。"

【药理研究】黄芩主含黄芩苷、黄芩苷元等成分，黄芩苷元对豚鼠气管过敏性收缩及过敏性气喘均有缓解作用，黄芩苷元及黄芩苷均能抑制过敏引起的血管神经性水肿和炎症。黄芩有较广的抗菌谱，在试管内对痢疾杆菌、白喉杆菌、铜绿假单胞菌、葡萄球菌、链球菌、肺炎双球菌以及脑膜炎球菌等均有抑制作用，对脑膜炎带菌者亦有显著效果。

第六节　抗肿瘤类中药

具有抗肿瘤作用的中药有夏枯草、丹参、赤芍、大蓟、小蓟、鸦胆子、紫草、皂角刺、杏仁、浙贝母、海藻、昆布、威灵仙等，根据临床辨证，结合疾病分期和皮损表现，选择加入应证方药中，可收到满意效果。

1. 夏枯草

为唇形科多年生草本植物夏枯草 *Prunella vulgaris* L. 的带花果穗。别名棒槌草、铁色草、夏枯头等。

【性味归经】苦、辛，寒。归肝、胆经。

【功效】清肝火，散郁结。

【主治】肝火上炎，目赤肿痛，头痛眩晕，痰火郁结，瘰疬，瘿瘤，乳痈肿痛，淋巴结结核，乳腺增生等。

【文献研究】《神农本草经》载："主寒热，瘰疬，鼠瘘，头疮，破癥，散瘿结气，脚肿湿痹。"《本草衍义补遗》云："补养血脉。"《本草从新》曰："治瘰疬、鼠瘘、瘿瘤、癥坚、乳痈、乳岩。"《生草药性备要》言："去痰消脓，治瘰疬，清上补下，去眼膜，止痛。"《科学的民间药草》说："有利尿杀菌作用。煎剂可洗创口，治化脓性外伤，洗涤阴道，治阴户及子宫黏膜炎。"

【药理研究】夏枯草主含三萜类、甾醇类、黄酮类、香豆素、有机酸、挥发油及糖类等成分，具有抗炎、抗菌、降血压等作用。夏枯草煎剂能抑制小鼠S-160肿瘤及艾氏腹水癌的生长。

2. 丹参

为唇形科多年生草本植物丹参 *Salvia miltiorrhiza* Bunge 的干燥根。别名血参根、红丹参、紫丹参等。

【性味归经】苦，寒。归心、心包、肝经。

【功效】活血祛瘀，凉血消痈，养血安神。

【主治】月经不调，经闭痛经，产后瘀痛，癥瘕积聚，胸腹刺痛，肢节疼痛，疮疡肿痛，斑疹隐隐，跌打损伤，心烦不眠，肝脾肿大，心绞痛等。

【文献研究】《神农本草经》载："主心腹邪气，肠鸣幽幽如走水，寒热积聚，破癥除瘕，止烦满，益气。"《名医别录》云："养血，去心腹痼疾结气，腰脊强，脚痹，除风邪留热。"《药性论》曰："治脚弱，疼痹，主中恶，治腹痛。"《滇南本草》言："补心定志，安神宁心。治健忘怔冲，惊悸不寐。"《本草纲目》说："活血，通心包络。治疝痛。"

【药理研究】丹参主含丹参酮等多种醌类脂溶性成分和丹参素、原儿茶酸、原儿茶醛等水溶性成分。具有扩张冠状动脉及外周血管、增加冠脉血流量、改善心肌缺血、提高耐缺氧能力、改善微循环、保肝、抗纤维化、抗胃溃疡、镇静、镇痛、抗菌、抗炎、抗过敏、降血压、调节血脂等作用。

3. 赤芍

参考本章第一节。

4. 大蓟

为菊科多年生宿根草本植物蓟 *Cirsium japonicum* Fisch. ex DC. 的全草及根。别名大刺儿菜、大刺盖、刺萝卜等。

【性味归经】甘、苦，凉。归心、肝经。

【功效】凉血止血，散瘀，解毒消痈。

【主治】衄血，咯血，吐血，尿血，崩漏，产后出血，胁痛，水肿，乳痈，跌打损伤，疮痈肿毒等。

【文献研究】《名医别录》载："主女子赤白沃，安胎，止吐血、鼻衄。"《日华子诸家本草》云："治肠痈，腹藏瘀血，血运扑损，可生研，酒并小便任服。恶疮疥癣，盐研罨敷。"《滇南本草》曰："消瘀血，生新血，止吐血、鼻血。治小儿尿血，妇人红崩下血，生补诸经之血，消疮毒，散瘰疬结核，疮痈久不收口者，生肌排脓。"《玉楸药解》谓："治金疮。"

【药理研究】大蓟主含三萜、甾醇类、生物碱、黄酮、挥发油、多糖等成分，具有止血、降血压、抑制疱疹病毒、抗菌等作用。大蓟全草能使凝血时间、凝血酶原时间缩短，血沉加速。实验研究表明，大蓟具有抗肿瘤及增强免疫功能作用，可杀死腹水癌细胞，对精巢细胞亦有同样作用。另外，大蓟能提高乙醇代谢酶活性，并有抗氧化作用，具有促进脂肪代谢、利尿、促排卵作用。

5. 小蓟

为菊科多年生草本植物刺儿菜 *Cephalanoplos segetum*（Bge.）Kitam. 或刻叶刺儿菜 *C. setosum*（Bieb.）Kitam. 的全草及地下茎。别名刺儿菜、刺菜等。

【性味归经】甘，凉。归心、肝经。

【功效】凉血止血，解毒消痈。

【主治】吐血，衄血，尿血，血淋，便血，崩漏，黄疸，跌打损伤，疔疮痈毒等。

【文献研究】《本草拾遗》载："破宿血，止新血，暴下血，血痢，金疮出血，呕吐……及蜘蛛蛇蝎毒。"《日华子诸家本草》云："根，治热毒风并胸膈烦闷，开胃下食，退热，补虚损。苗，去烦热。"《本草纲目拾遗》曰："清火疏风豁痰，解一切疔疮痈疽肿毒。"

【药理研究】小蓟主含芦丁、刺槐素 -7- 鼠李葡萄糖苷等黄酮类，绿原酸、原儿茶酸、咖啡酸等有机酸，甾醇类、氯化钾等成分，具有止血、抗菌、利尿、兴奋子宫和心脏、降血压、抗炎、利胆、镇静等作用。小蓟水煎剂对白喉杆菌、肺炎球菌、溶血性链球菌、金黄色葡萄球菌、铜绿假单胞菌、变形杆菌、福氏痢疾杆菌、大肠杆菌、伤寒杆菌、副伤寒杆菌等均有抑制作用。

6. 鸦胆子

为苦木科灌木或小乔木鸦胆子 *Brucea javanica*（L.）Merr. 的干燥成熟果实。别名苦参子、老鸦胆等。

【性味归经】苦，寒。归大肠、肝经。

【功效】清热解毒，截疟止痢，腐蚀赘疣。

【主治】热毒血痢，疟疾，赘疣，鸡眼等。

【文献研究】《生草药性备要》载："凉血，去脾家疮，理跌打。"《医学衷中参西录》云："为凉血解毒之要药，善治热性赤痢，二便因热下血。""治梅毒及花柳毒淋。捣烂醋调敷疔毒。善治疣。"《科学的民间药草》曰："截疟和治阿米巴痢疾。""制成油质，可治外耳道乳状瘤、乳头瘤以及尖锐性湿疣。"

【药理研究】鸦胆子浸剂或醇—水提取液对鸡疟原虫繁殖具有显著抑制作用。鸦胆子仁或油对正常皮肤或黏膜具有刺激作用，治疣或乳头状瘤有显效。

7. 紫草

参考本章第五节。

8. 皂角刺

为豆科植物皂荚 *Gleditsia sinensis* Lam. 的干燥棘刺。别名天丁、皂丁等。

【性味归经】辛，温。归肝、胃经。

【功效】托毒排脓，活血消痈。

【主治】痈疽疮毒初期或脓成不溃，疥癣麻风等。

【文献研究】《本草衍义补遗》载："治痈疽已溃，能引至溃处。"《本经崇原》云："去风化痰，败毒攻毒。定小儿惊风发搐，攻痘疮起发，化毒成浆。"

【药理研究】皂角刺含黄酮苷、酚类、氨基酸等有效成分，具有抗癌作用。现代药理研究显示，其热水浸出物对 JTC-26 大鼠肿瘤细胞抑制率为 50%~70%；体内试验显示，对鼠肉瘤 -180 有抑制活性的作用，水浸剂 60 g/kg 灌胃对鼠肉瘤 -180 的抑制率为 32.8%。其煎剂用平板打洞法，对金黄色葡萄球菌和卡他球菌有抑制作用。

9. 杏仁

为蔷薇科落叶乔木山杏 *Prunus armeniaca* L. var. ansu Maxim. 等的干燥成熟

种子。别名苦杏仁、杏梅仁、杏子等。

【性味归经】苦，微温。归肺、大肠经。

【功效】止咳平喘，润肠通便。

【主治】咳嗽气喘，胸膈痞闷，肠燥便秘等。

【文献研究】《神农本草经》载："主咳逆上气，雷鸣，喉痹，下气，产乳，金疮，寒心奔豚。"《药性论》云："主咳逆上气喘促。"《珍珠囊》曰："除肺热，治上焦风燥，利胸膈气逆，润大肠气秘。"《长沙药解》言："杏仁疏利开通，破壅降逆，善于开痹而止喘，消肿而润燥，调理气分之郁，无以易此。"

【药理研究】杏仁主含苦杏仁苷及脂肪油。苦杏仁苷具有良好的抗肿瘤作用，是治疗癌症的辅助药物；苦杏仁苷对人淋巴细胞增殖及其分泌因子有一定影响，具有增强免疫的作用。研究表明，杏仁油可清除自由基；杏仁脂肪油可使皮肤角质层软化，有润燥护肤的作用，可有效保护神经末梢血管和组织不被细菌侵袭。

10. 浙贝母

为百合科多年生草本植物浙贝母 *Fritillaria verticillata* Willd. var. thunbergii Bak. 的干燥鳞茎。别名元宝贝、象贝、珠贝等。

【性味归经】苦，寒。归肺、心经。

【功效】清热化痰止咳，解毒散结消痈。

【主治】风热咳嗽，痰火郁结，痈肿疮毒，瘰疬痰核等。

【文献研究】《神农本草经》载："主伤寒烦热，淋沥邪气，疝瘕，喉痹，乳难，金疮风痉。"《名医别录》云："疗腹中结实，心下满，洗洗恶风寒，目眩，项直，咳嗽上气，止烦热渴，出汗。"《本经逢原》曰："浙产者，治疝瘕，喉痹，乳难，金疮，风痉，一切痈疡。"《本草正》言："治肺痈、肺痿、咳喘、吐血、衄血，最降痰气，善开郁结，止疼痛，消胀满，清肝火，明耳目，除时气烦热，黄疸，淋闭，便血，溺血，解热毒，杀诸虫及疗喉痹，瘰疬，乳痈发背，一切痈疡肿毒。"《本草正义》说："象贝母味苦而性寒，然含有辛散之气，故能除热，能泄降，又能散结。"

【药理研究】浙贝母主含生物碱，包括浙贝甲素、浙贝乙素、贝母辛等，具有抗肿瘤作用，对肺癌有抑瘤作用，对癌转移灶数目也有抑制作用；浙贝母尚有抗炎、降低全血黏度、抑制红细胞聚集等作用；与多类抗生素联合对耐药菌铜绿假单胞菌、大肠杆菌、葡萄球菌等菌株具有抑制作用。

11. 海藻

为马尾藻科植物海蒿子（大叶海藻）*Sargassum pallidum*（Turn.）C. Ag. 等的全草。别名落首、海带花、马尾藻等。

【性味归经】咸，寒。归肝、胃、肾经。

【功效】消痰软坚散结，利水消肿。

【主治】瘿瘤瘰疬，睾丸肿痛，痰饮水肿，脚气等。

【文献研究】《神农本草经》载："主瘿瘤气，颈下核，破散结气，痈肿癥瘕坚气，腹中上下鸣，下十二水肿。"《名医别录》云："疗皮间积聚，暴溃，留气，热结，利小便。"《本草纲目》曰："海藻，咸能润下，寒能泄热引水，故能消瘿瘤、结核、阴溃之坚聚，而除浮肿、脚气、留饮、痰气之湿热，使邪气自小便出也。"

【药理研究】海藻主含藻胶酸、粗蛋白、甘露醇、灰分、钾、碘等有效成分。羊栖菜多糖（SFPS）对高脂血症动物模型具有明显的降脂作用，能够减少外源性脂质在胃肠道的吸收，并且能诱导肿瘤细胞凋亡，从而抑制肿瘤。海藻还具有抗辐射、抗肾纤维化、保护肝脏、降低血压等作用。

12. 昆布

为昆布科植物海带 *Laminaria japonica* Aresch. 或翅藻科植物昆布 *Ecklonia*

kurome Okam. 的干燥叶状体。别名海昆布、海带。

【性味归经】咸，寒。归肝、胃、肾经。

【功效】消痰软坚散结，利水消肿。

【主治】瘿瘤瘰疬，睾丸肿痛，甲状腺肿，甲状腺瘤，淋巴结核，肝纤维化，脚气，痰饮水肿等。

【文献研究】《名医别录》载："主十二种水肿，瘿瘤聚结气，瘘疮。"《药性论》云："利水道，去面肿，治恶疮鼠瘘。"《本草汇》言："昆布之性，雄于海藻，噎症恒用之，盖取其祛老痰也。"《本草从新》曰："功同海藻而少滑，性雄。治瘿瘤水肿，阴溃膈噎，顽痰积聚，性更雄于海藻，多服令人瘦削。"

【药理研究】昆布主含多糖化合物和丰富的有机碘、微量元素及藻胶素、昆布素等。昆布对甲状腺激素的合成和释放起着重要的调节作用，并具有降血脂、降血压、抗动脉硬化作用。昆布提取物岩藻黄质对人体7种肿瘤细胞具有明显抑制作用。昆布尚有降血糖、抗凝血、抗菌、抗病毒、抗缺氧、抗疲劳、抗肺纤维化、平喘、增强免疫力、抗氧化、抗衰老等作用。

13. 威灵仙

为毛茛科植物威灵仙 *Clematis chinensis* Osbeck. 等的干燥根及根茎。别名能消、灵仙、老虎须等。

【性味归经】辛、咸，温。归膀胱经。

【功效】祛风湿，通经络，止痹痛，软坚消骨鲠。

【主治】风湿痹痛，肢体麻木，筋脉拘挛，关节屈伸不利，诸骨鲠喉，痰饮，噎膈，痞积，胸脘痞塞等。

【文献研究】《开宝本草》载："主诸风，宣通五脏，去腹内冷滞，心膈痰水，久积癥瘕，痃癖，气块，膀胱宿脓恶水，腰膝冷痛及疗折伤。"《药品化义》云："灵仙，性猛急，盖走而不守，宣通十二经络。主治风、湿、痰壅滞经络中，致成痛风走注，骨节疼痛，或肿，或麻木。"《本草正义》曰："威灵仙，以走窜消克为能事，积湿停痰，血凝气滞，诸实宜之。"

【药理研究】威灵仙主含白头翁素、白头翁内酯、甾醇、糖类、皂苷等有效成分，具有抗炎、镇痛作用。所含白头翁素具有显著的抗菌作用，对葡萄球菌、链球菌、白喉杆菌、大肠杆菌作用明显，对革兰氏阴性菌有效，且有较强的杀灭真菌活性的作用。威灵仙可促进胆汁分泌，使胆道括约肌松弛，并具有免疫抑制作用及抗氧化作用。威灵仙多糖具有清除羟基自由基和超氧阴离子自由基的作用。